食补有道

杨启德 ○ 主编

四川科学技术出版社

图书在版编目（CIP）数据

食补有道 / 杨启德主编. —成都：四川科学技术出版社，
2019.9

ISBN 978-7-5364-9606-4

Ⅰ.①食… Ⅱ.①杨… Ⅲ.①食物疗法 Ⅳ.①R247.1

中国版本图书馆CIP数据核字（2019）第212540号

食 补 有 道
SHI BU YOU DAO

主　编　杨启德

出 品 人　钱丹凝
责任编辑　吴晓琳　戴　玲
版面设计　大　路
封面设计　象上设计
责任校对　税萌成
责任出版　欧晓春
出版发行　四川科学技术出版社
　　　　　成都市槐树街2号　邮政编码 610031
　　　　　官方微博：http://e.weibo.com/sckjcbs
　　　　　官方微信公众号：sckjcbs
　　　　　传真：028-87734039
成品尺寸　168 mm × 237 mm
印　　张　9.5　字数 150千　插页8
印　　刷　四川华龙印务有限公司
版　　次　2020年1月第1版
印　　次　2020年1月第1次印刷
定　　价　36.00元

ISBN 978-7-5364-9606-4

邮购：四川省成都市槐树街2号　邮政编码：610031
电话：028-87734035

《食补有道》编委会

主　审：谢春光（成都中医药大学附属医院院长，博士生导师）

主　编：杨启德（成都中医药大学）

副主编：高　群（成都中医药大学附属医院）

　　　　郑　琰（成都中医药大学附属医院）

　　　　李　希（四川省第二中医医院）

　　　　田景伦（成都市温江区中医医院）

　　　　冯　勇（四川省彭州市中医医院）

编　委：杨瑞敏（西南民族大学）

　　　　谢　凡（成都中医药大学附属医院）

　　　　周　静（四川省中医药科学院）

　　　　黎欢欢（成都中医药大学）

　　　　曹芝富（北京同仁堂特聘中医专家）

摄　影：罗云章　杨　龙

序

远在上古，有位辅国宰相名伊尹，他辅佐商汤成就了一代伟业。传说伊尹本为厨师出身，精于烹调，被民间誉为"厨神"，又通晓药性，既为良相，亦为良医。他为后世留下《伊尹汤液经》，可谓奠定了中医方剂学基础，故而有"伊尹制汤液而始有方剂"之说。

《吕氏春秋·本味篇》《周礼·天官·疾医》《山海经》等诸多典籍，均说明了药食同源，医食同脉。

在我国古代，朝廷医事制度把医分为"食医""疾医""疡医"和"兽医"四类。宫廷的食医为帝王制定四时御食，主司保健膳食，是宫廷的专职营养医师。按照宫廷医师的地位而言，以食医为最高。自古食补就被视为养生之道，唐代著名医药学家孙思邈在《千金方》中说：凡欲治疗，先以食疗，既食疗不愈，后乃用药尔。我国历代关于"食疗""食补""食性"的著作颇多，或存，或佚，或残卷。

本书作者或长期从事中医药教学、科研，或从事临床与研究，或从事中药品质鉴定与药事管理，或主管中医药战略发展规划，多学科专家通力合作，各擅其能，熔本草、养生、食疗、临床以及现代营养学、药理学于一炉，十分成功地把《食补有道》编写出来，奉献给社会，造福于人。

本书注重实用性、科学性、新颖性，集传统中医药学、营养学及专业研究成果之大成,与人民大众的生活健康、健体强身、防病养生、优生优育、延年益寿相结合并加以普及。作者千里迢迢采集实物标本,努力使本书图文并茂、相得益彰;作者着笔在"健康",却又渗透着一种"精神",文风及寓意可见其思之高远!

　　本书第一章简明扼要地介绍了居民膳食营养素及相关知识。第二章介绍了不同人群的膳食营养结构及其对健康的影响,将传统中医药及营养康复治疗的理论知识融入防病养生、心脑健康、优生优育及养生宜忌中。第三章介绍了部分中药材优劣的鉴别与选购要点,并附有彩图可供参考;还介绍了药材的功效、药理以及药膳的食用方法、食用宜忌、烹饪技术要点、本草记载及趣闻,药膳形式多种多样,不仅有汤品类、蒸菜类、小吃类,还有膏剂、散剂、酒剂、饮品等,内容丰富、翔实,有创新,增强了本书的趣味性、可读性、科学性和实用性,丰富了传统中医药文化,可谓自成一体。

钟森

2019 年元旦于成都中医药大学附属医院

前 言

我国饮食文化博大精深，源远流长。丰富的饮食文化内涵，包含着养生之道。

药食同源，以食品特有的功效防治某些疾病是我国传统医学的特色，也符合治未病思想。

随着人们的保健意识增强，对药食同源食品给予了更多的关注，药补不如食补的理念已深入人心。现代药材学、药理学、营养学等新兴学科的发展使古今药食知识融会贯通，其内容更具科学性和先进性。

本书以常用中药材膳食为核心，以现时药食新品类和本草典籍的健康保健药品为其基本内容，以现代营养学、现代药理研究为指导，深入探讨膳食结构与健康的关系，不同人群、不同体质与药食搭配的宜忌，以及防病、滋补、促智、养颜、增寿延年等。全书强调精品意识，一是做到选材"精"，如燕窝、冬虫夏草、海参的真伪优劣，其中有泰国血燕和血燕伪品比较，冬虫夏草正品与伪、劣品比较，海参不同加工品品质的比较；二是技艺"精"，某些食材的制备直接影响食用时的口感，如干海参泡发的方法、虾滑制作时的讲究、海马人参酒配制时的技巧等，书中均做了详细的介绍；三是思想"精"，本书着力将传统中医药学与现代科学研究成果结合，宣传普及医药健康知识，继承和发扬祖国医药学遗产。本书附有部分本草中药彩图，共70余幅，以帮助读者了解和掌握中药的真、伪、优、劣。本书涵盖的中药材达100余种，通过了解其性味功效，以便于自行制作康复保健食品。

本书秉承"道法自然"的思想，分别阐述了药食的现代营养学理论，不同人群的饮食宜忌，以及本草图鉴和药膳食疗。其中药膳食疗又从中药材的选购、功能、药膳食谱、本草记载及趣闻，以及食谱中每道药膳的制法、宜忌、功效等方面做了适当的阐述。编写本书的目的是努力为大众健康、未病先防、优生优育服务。

本书承蒙成都中医药大学附属医院博士生导师谢春光院长的支持和帮助，承蒙四川省中医学会副会长、原成都中医药大学附属医院院长、博士生导师钟森教授为本书作序，并对书中"功效及点评"内容提供指点和帮助。本书部分中药材标本图片得到郭庆女士以及成都国际商贸城天一虫草行的支持与提供；药膳制作技艺，得到成都市郫县刘氏庄园厨师长张西健大厨的鼎力相助。在此，一并谨致衷心的感谢！

由于自身水平及条件有限，恐有谬误及不足之处，恳请读者多加指正。

桥敬法

2019 年 5 月

第一章

居民膳食营养

人类在生命的长河中逐渐发现，构成机体的成分、组织修复、生理调节功能的某些化学成分无法通过机体自身合成，而必须从食物中摄取获得，如蛋白质、脂肪、糖类和维生素、矿物质等"经典营养素"。

人体的必需营养素有 40 多种，不仅能保障和促进人体正常的生长发育，而且与我们的健康息息相关。

一、三大"经典营养素"

蛋白质在人体组织结构中具有重要作用，脂肪和糖类的营养学作用主要是提供能量，这三大营养素是人体不可或缺的，不仅能维持和促进机体的生长发育，在疾病预防、治疗和康复过程中也起到关键作用。另外习惯上将这三种营养素的缺乏称为蛋白质－能量营养不良，如果孕妇有蛋白质－能量营养不良，将会导致胎儿发育迟缓，产出低体重儿。低体重儿出生后常有体格发育落后,在胎儿和婴儿时期,正在发育的中枢神经系统很容易受到营养不良所致的损害,并伴有微量营养素缺乏所带来的种种疾病,成年后更易患 2 型糖尿病、高血压、肥胖等代谢综合征,而且其引起神经形态、生理、生化和功能的损害大多是不可逆的,需引起高度重视。

(一) 蛋白质

蛋白质是各种生命现象的主要物质基础之一,其种类繁多,主要由碳、氢、氧、氮四种元素组成。摄取适量蛋白质在疾病预防、治疗及康复的过程中具有十分重要的意义。在营养学上常按蛋白质所含必需氨基酸的情况进行分类,分为完全蛋白质、半完全蛋白质和不完全蛋白质。

完全蛋白质是指所含必需氨基酸种类齐全、数量充足、相互比例适当的蛋白质,能维持生命和健康,还能促进儿童生长发育,属于优质蛋白,如鱼、瘦肉、奶、蛋、大豆等所含的蛋白质,其中鸡蛋蛋白质的氨基酸模式与人体蛋白质氨基酸模式最接近。

半完全蛋白质是指所含必需氨基酸种类齐全,但有的氨基酸数量不足,比例不适当,可维持生命,但不能促进生长发育,如米、面粉、土豆、干果中的蛋白质。

不完全蛋白质是指所含必需氨基酸种类不全、数量不足、比例不适当,既不能维持生命,更不能促进生长发育,如玉米中的玉米胶蛋白,豌豆中的豆球蛋白,肉皮、蹄筋中的蛋白质。

每种食物中的氨基酸种类和含量不同,混合食用时必需氨基酸比例更接近机体需要,从而提高食物蛋白质利用率,被称为蛋白质的互补作用。

某些不能在机体合成或合成的速度不能满足机体需要的氨基酸，必须从食物中摄取，这些氨基酸称为必需氨基酸，共有 8 种。倘若从饮食中摄入的必需氨基酸不足或缺乏就会影响健康。蛋白质对孕妇养胎和婴儿的成长极为重要。

蛋白质是生命的物质基础，生命是蛋白质存在的一种形式。人体一旦缺少蛋白质，轻者体质下降，发育迟缓，抵抗力减弱，贫血乏力；重者导致水肿，危及生命。失去蛋白质，生命就不复存在，它是生命的第一要素，是生命的载体。

（二）脂肪

脂肪和类脂统称为脂类，脂类在生命活动中具有重要的生物学作用，摄入不足或过多均不利于健康。脂类能供给热能，提供必需脂肪酸，其中的类脂是构成生物膜的基本成分，有助于细胞内物质代谢的酶促反应顺利进行。膳食脂肪主要来自植物油、动物油脂和肉类，正常人膳食脂肪的吸收率一般在 80% 以上。膳食脂肪还能使食物更美味，促进脂溶性维生素的吸收。而我们人脑的各种功能主要有赖于有机物质的存在和转化才能得以实现，其中以脂类和蛋白类为主，脑中脂类含量最高。

类脂包括磷脂和胆固醇。胆固醇存在动物性食物中。曾经一度报道过多进食富含胆固醇的食物会增加患动脉粥样硬化和冠心病的危险性，但一味过分地限制胆固醇的摄入，势必也限制了其他营养素的摄入，从而导致其他营养素摄入不足。一般来说，高饱和脂肪酸和高胆固醇同时存在，胆固醇摄入量以平均每日不超过 300 mg 为宜。越来越多的研究表明，增加饮食胆固醇对于血液中胆固醇含量并不构成重要影响，2015 年美国膳食指南对正常人不再严格限制膳食中胆固醇。食物中胆固醇含量由高到低依次为脑、内脏、肥肉、瘦肉。根据个体需求，适当摄入胆固醇既能满足各种营养素的搭配，也丰富口感，增进食欲。

脂肪由甘油和脂肪酸组成，其中脂肪酸分为饱和脂肪酸、不饱和脂肪酸。不饱和脂肪酸为人体必需的脂肪酸，即单不饱和脂肪酸和多不饱和脂肪酸，其中多不饱和脂肪酸分为 ω–3 系列和 ω–6 系列两大类。能降低血液黏稠度，增进血液循环，促进体内饱和脂肪酸代谢，防止脂肪在血管壁的沉积，预防动脉粥样硬化、脑血栓、脑溢血、脑梗死、心肌梗死等。缺乏不饱和脂肪酸，会导致抑郁症、认知功能障碍，与阿尔茨海默病、帕金森病有直接关系。此外不饱和脂肪酸对婴儿的大脑或中枢神经发育也有重要影响。近年来，婴儿配方奶粉中强化了一定比例的二十二碳六烯酸和花生四烯酸等营养素，从而解决了单纯牛奶缺乏不饱和脂肪酸而影响婴儿脑发育的问题，从母体怀孕到出生后 2 年是人体脑发育的突增期，尤其要引起注意。婴儿的智力水平、认知功能、行为水平、视觉敏锐度、生长发育状况、抗感染能力、皮肤柔嫩程度等全身的生理机能状况与这两种物质含量多少有很大关系，研究表明，缺乏不饱和脂肪酸还会导致儿童行为障碍，如多动症等。

脑中的长链多不饱和脂肪酸主要通过各种膳食中必需脂肪酸前体，即前体亚油酸和前体亚麻酸，在酶催化作用下二者发生生物合成，但合成能力有限，因此必须通过膳食摄取补充。

通常植物性油脂以不饱和脂肪酸为主，如亚麻油、橄榄油、茶籽油、坚果类；动物性脂肪以饱和脂肪酸为主，如猪油、牛油、奶油，但鸭肉的油脂中饱和脂肪酸比较少，三文鱼含不饱和脂肪酸。

（三）糖类

糖类是人体最重要的能量来源，人类膳食中 40%~80% 的能量来源于糖类。在营养学上，按照结构特点和性质的不同将其分为单糖、低聚糖和多糖。

1. 单糖

单糖易溶于水，有甜味、结晶性和旋光性。常见的有葡萄糖、果糖和半乳糖。葡萄糖释放能量最快，是机体吸收利用最好的糖。人脑的能量代谢率远远超过其他器官，在生理情况下，葡萄糖为神经活动供应能量。葡萄糖一般以游离状态存在于葡萄、香蕉、柿子等多种水果中。果糖口味好，吸湿性强，用于一些需要保湿的糕点和糖果的加工。果糖一般以游离态存在于蜂蜜、葡萄、苹果和梨等水果中，但一次性食用不宜过多，以免引起腹泻，故轻度便秘者可采用口服蜂蜜法进行食疗。

2. 低聚糖

低聚糖易溶于水，有甜味、结晶性和旋光性。其中普通低聚糖能被人体消化吸收利用，而功能性低聚糖则不能被人体消化，但对人体具有特殊的生理功能。常见的低聚糖有蔗糖、麦芽糖、乳糖。其中蔗糖有红糖、白糖和冰糖三种形式，是食品加工中重要的甜味剂，不宜多食，尤其是儿童期，否则易形成龋齿。麦芽糖仅存在于植物体中，如各种谷物发芽的种子，尤其是大麦芽含量最高。乳糖是婴儿食用的主要糖类物质，其在肠道内乳酸菌的作用下，分解乳酸，降低肠道的 pH 值，维持肠道菌群正常生长，减少婴儿肠功能紊乱。但随着年龄的增加，肠道内分解乳糖的酶活性降低，有的甚至缺乏。因此，肠道内缺乏乳糖酶的人，食用牛奶后会导致乳糖不耐受，出现如恶心、腹胀、腹泻及其他消化不良的症状。

3. 多糖

多糖一般不溶于水，有些则只能形成胶体溶液。多糖无甜味，无还原性，有旋光性，在酸或酶的作用下可水解成单糖。营养学上，按照其消化与否分为可消化多糖和不可消化多糖，前者包括淀粉和糖原，后者为膳食纤维。淀粉广泛分布在植物种子（如大米、小麦、玉米、高粱等）、根茎（如马铃薯、红薯等）以及果实（如红豆、绿豆、豌豆、板栗）中，是我国居民膳食最基本、最经济的能量来源。糖原是动物体内葡萄糖的储存形式，有"动物淀粉"之称，主要存在于动物肝脏和肉中。膳食纤维因其特殊性，将在后文展开叙述。

二、维生素

维生素，又称维他命，是维持人体生命活动所必需的一类微量有机物，日需要量很小，常以毫克（mg）或微克（μg）计算，但在人体生长、发育、代谢以及脑功能的正常发挥过程中有着极其重要的作用，其中影响较大的是维生素 A、维生素 B、维生素 C、维生素 D、维生素 E。

（一）维生素 A

维生素 A 又叫抗干眼病维生素，是一种淡黄色脂溶性物质，不溶于水，一般烹调加工过程对其影响不大，当暴露于光线、氧气、性质活泼的金属和高温环境时，容易被氧化和异构化。

在黄、绿、红色植物中还含有类胡萝卜素，其中一部分可在体内转化成维生素 A，称为维生素 A 原，如 β - 胡萝卜素。从自然界分离出来的数百种类胡萝卜素中，约 50 种具有维生素 A 活性。

维生素 A 能维持人体正常的生长发育，保障骨细胞正常代谢，防止病原体入侵，预防夜盲症、结膜硬化等。机体缺乏维生素 A，其暗适应时间会延长，严重时可导致夜盲症；摄入过量，则可引起急性中毒，表现为厌食、烦躁或嗜睡、头痛、反复呕吐、脱发、皮肤瘙痒、脱屑等。孕妇维生素 A 中毒可致胎儿畸形。

含维生素 A 的食物，主要是深绿色和红黄色蔬菜，如菠菜、胡萝卜、红薯、番茄等。动物肝脏、牛奶、蛋黄、鱼肝油等也含维生素 A。

（二）维生素 B 族

与人关系密切的是维生素 B_1（硫胺素）、维生素 B_2（核黄素）、维生素 B_6（吡哆醇）、维生素 B_9（叶酸）、维生素 B_{12}（钴胺素）。

1. 维生素 B_1（硫胺素）

维生素 B_1 也称为抗神经炎因子或抗脚气病因子。其在 120℃ 的环境下仍可保持生理活性，在酸性溶液中稳定，碱性溶液中很容易被氧化而失去活性。维生素 B_1 缺乏症又称脚气病，初期表现疲乏无力、烦躁易怒、食欲不振、腹泻或便秘。依据临床表现又可分为干性、湿性、混合型以及婴儿脚气病。婴儿脚气病发病突然，病情急，主要发生在缺乏维生素 B_1 的乳母所喂养的婴儿。此外，研究表明缺乏维生素 B_1，会导致神经元凋亡和坏死，而这些与学习和记忆功能有关。口服大剂量维生素 B_1，会导致头痛、烦躁、眼花等。静脉注射超量可能发生过敏性休克。

含维生素 B_1 的食物有未精制的谷类及其制品，花生、核桃仁、葵花子、松子、榛子、瘦肉等，牛奶和大部分水果中的维生素 B_1 含量则比较少。需注意的是，谷物不宜过分研磨、过分用水淘洗；烹调食物时尽量避免高温炸制、加碱，否则食物中的维生素 B_1 会损失。

2. 维生素 B_2（核黄素）

维生素 B_2 水溶性较低，在酸性溶液中对热稳定，碱性溶液中易分解破坏。核黄素能维持神经系统、消化器官、视觉器官、生殖器官的健康，避免因缺乏而导致口角炎、舌炎，甚至出现"口腔 – 生殖器综合征"。长期缺乏维生素 B_2 可引起轻、中度缺铁性贫血。抗酸制剂、乙醇、咖啡因、茶碱等会妨碍食物中维生素 B_2 的吸收和利用。一般而言，维生素 B_2 过量不会引起中毒。

含维生素 B_2 的食物，主要有蛋黄、动物肝脏、乳类，以及绿叶蔬菜和豆类，粮谷类含量较少。

3. 维生素 B_6（吡哆醇）

维生素 B_6 溶于水和乙醇，在酸性溶液中稳定，在中性和碱性溶液中易被光、热破坏。维生素 B_6 参与人体代谢，如转氨、脱氨、脱羧、转硫以及不饱和脂肪酸和糖原代谢等。维生素 B_6 缺乏，主要表现为皮肤和神经系统症状，如口唇干裂、口腔炎、舌炎。儿童可出现烦躁、抽搐、癫痫样惊厥。经食物摄入过量维生素 B_6 没有毒副作用，长期补充剂量超过 500 mg/d 时，可出现严重的中毒症状。

维生素 B_6 广泛存在于各种食物中，其良好的来源有鸡肉、鱼肉、动物肝脏、蛋黄、糙米、豆类、坚果类。

4. 维生素 B_9（叶酸）

维生素 B_9，其钠盐易溶于水，本身在酸性溶液中不稳定，中性和碱性溶液中对热稳定。近 30 年中营养科学的重大成果之一是确证了叶酸在神经管闭合中发挥的作用，这是孕期妇女需服用的一种水溶性维生素。孕早期缺乏叶酸是引起胎儿神经管畸形的主要原因，可导致脊柱裂、脑膨出和无脑畸形，可引起孕妇先兆子痫、胎盘早剥。叶酸不足，精子的活动能力降低、难以受孕，也会影响受精卵的质量，造成染色体缺陷的概率增高，导致胎儿神经管畸形，可见，备孕男方服用叶酸与女方同等重要。另外，叶酸缺乏会增加患动脉粥样硬化和心血管疾病的风险。叶酸摄入过量，影响锌的吸收，导致锌缺乏，使胎儿发育迟缓。

含维生素 B_9 的食物，有深色绿叶蔬菜、动物内脏、蛋黄、奶制品、谷类、水果，如芦笋、油菜、小白菜、龙须菜、橘子、草莓等。

5. 维生素 B$_{12}$（钴胺素）

维生素 B$_{12}$ 可溶于水，在弱酸和中性溶液中较稳定，酸性和碱性溶液中易分解，受日光照射后失去活性。维生素 B$_{12}$ 是唯一含金属元素的维生素，自然界中高等动植物不能制造，都是微生物合成的，而且也是唯一一种需要肠道分泌物帮助才能被吸收的维生素。维生素 B$_{12}$ 的主要生理功能是参与体内甲基转移反应和叶酸代谢，参与制造骨髓红细胞，防止恶性贫血和大脑神经受到破坏。维生素 B$_{12}$ 基本没有毒性。

膳食中维生素 B$_{12}$ 主要来自动物性食物，如动物内脏、鱼类、贝类、禽蛋类及乳类，基本不存在于植物性食物中。

（三）维生素 C

维生素 C 又叫抗坏血酸，其水溶液呈酸性，在酸性环境中稳定，在中性及碱性溶液中易被破坏，有钙、铁离子存在时，更易被氧化分解，加热、光照均可使维生素 C 分解。维生素 C 在体内储存极少，必须经常由食物供给。维生素 C 的主要功能是提高人体免疫力，参与胶原蛋白的合成，能有效地防治维生素 C 缺乏病。缺乏维生素 C 将会影响胶原合成，使毛细血管脆性增加，引起出血。经研究表明：血浆维生素 C 和膳食摄入的维生素 C 的水平与认知功能、脑卒中有关。维生素 C 还能抗氧化，参与胆固醇的代谢，促进铁、钙和叶酸吸收，降低胃癌发病的危险性。

维生素 C 广泛存在于新鲜水果、蔬菜中，如辣椒、苦瓜、红薯、柑橘、柠檬、猕猴桃、山楂、乌梅，深绿色叶菜和沙棘果含维生素 C 极为丰富。通常情况下，不必特别服用维生素 C，确实需要补充者每天服用量不要超过 400 mg。为保证维生素 C 不受破坏，注意新鲜蔬菜、水果加热温度，避免高温和加热时间过长。

（四）维生素 D

维生素 D 又叫抗佝偻病维生素，溶于脂肪和脂溶剂，对热、碱较稳定，光和酸可使其发生异构化。维生素 D 能提高机体对钙、磷的吸收；促进骨骼、牙齿的钙化；调节基因转录作用，发挥各种生物学效应。

维生素 D 严重缺乏，会引起软骨病、佝偻病、骨质疏松症，尤其是孕妇、乳母和老年人需注意补充维生素 D。维生素 D_2 和维生素 D_3，是人体不可缺少的营养素。维生素 D 摄入过量时，表现为食欲不振、恶心、呕吐、烦躁、发热、多尿，血清钙、磷浓度增高。

最新研究表明，维生素 D 与基因活性有密切的关系，缺乏维生素 D 会影响基因活性而致病，其中维生素 D_3 是维生素 D 中生物代谢率最高的一种活性形式。大量临床试验证实，维生素 D_3 不仅能预防儿童佝偻病，还能降低多种癌症的发病率，如肺癌、结肠癌、乳腺癌等；防治自身免疫性疾病，如红斑狼疮、类风湿性关节炎、硬皮病；调节胎盘的发育和功能，降低胎儿或婴儿患 1 型糖尿病、哮喘与精神分裂症的概率。

维生素 D 多存在于动物性食物，如肝脏、瘦肉、海产鱼、虾和虾皮、蛋黄、奶及奶制品等，芝麻酱、红小豆也含有，鱼肝油中维生素 D 含量极高。充足的日光照射是人体获得维生素 D 的最佳途径。

（五）维生素 E

维生素 E 又叫生育酚，为黄色油状液体，溶于酒精、脂肪和脂溶剂，极易被氧化，尤其在光照、热、碱以及金属离子铁、铜存在下，更容易被氧化，油脂酸败会加速维生素 E 破坏，一般烹调对其破坏较小，但油炸时会使其活性明显降低。维生素 E 与维生素 C、黄酮、类胡萝卜素均为天然存在的外源性抗氧化剂，主要来自膳食，能延缓衰老，减少老年斑，改善皮肤弹性，延缓细胞衰老；维生素 E 有促进垂体促性腺激素的分泌，促进精子的生成与活动，加强卵巢功能，使卵泡增加、黄体细胞增大与增加孕酮的作用。维生素 E 还具有以下作用：改善脂质代谢，预防动脉粥样硬化；降低红细胞脆性，防止溶血，避免出现溶血性贫血。

研究表明，饲料中缺乏维生素 E 时，实验动物可出现睾丸萎缩和生殖功能障碍；另外可使机体抗氧化功能发生障碍，导致细胞功能紊乱，红细胞数量减少与生存时间缩短，出现溶血性贫血；增加动脉粥样硬化、肺癌、乳腺癌和白内障等疾病的发病风险。

长期摄入维生素 E 过量，其中毒症状是头痛、疲乏、视物模糊、胃肠道不适等。通常情况下，不必特别服用维生素 E。

维生素 E，广泛存在于小麦胚芽、坚果类、豆类、芝麻油、玉米油、莴苣、菠菜、卷心白、山药、紫菜、红花中，动物性食物及水果中含量较少。

三、矿物质

矿物质，是无机盐的总称，包含常量元素与微量元素。其中微量元素，在人体中占有的量极低，但人体内所含微量元素正常与否，跟健康、寿命、心血管疾病、癌症等都有着十分密切的关系。在人体每天的新陈代谢中，都会以不同的形式排出一定量的无机盐，而人体自身不能合成，所以必须从膳食中补充，不可或缺，亦不可超标。

（一）常量元素

常量元素又称宏量元素，如钙、磷、钠、钾、镁、氯、硫 7 种，其中有维持人体正常生理功能所必需的元素。

1. 钙

钙构成骨架、牙齿；维持神经和肌肉的活动，如神经冲动传导、心脏的正常搏动；参与一些酶的激活，如三磷酸腺苷酶、脂肪酶、蛋白质分解酶；钙离子还参与凝血过程。

钙的吸收率受多种因素影响：儿童发育阶段骨骼中钙代谢极为活跃，母乳喂养的婴儿的钙吸收率可达70%，成人对钙的吸收率则只有25%左右，40岁以后，钙的吸收率随着年龄增高而逐渐降低。在性别上，男性对钙的吸收率较女性高。

摄入适量含维生素D的食物、充足的日照均能促进钙的吸收；而某些蔬菜如菠菜、苋菜、竹笋等含有的草酸，膳食纤维中的糠醛酸残基，高脂膳食中的脂肪酸可与钙结合，从而影响钙的吸收。其他，如咖啡，因服用碱性药物而升高胃肠道pH值后亦使钙吸收率降低。

缺钙常伴维生素D缺乏，会导致婴幼儿生长迟缓、佝偻病，经产妇表现为骨质软化，中年时骨密度峰值较低，老年时则易发生骨质疏松。

钙摄入过量，肾结石危险增加，出现"奶－碱综合征"（高钙血症、碱中毒、肾功能障碍），抑制铁、锌等元素的吸收利用。

食物的主要来源有奶及其制品、豆类、坚果类、炕酥小鱼虾（带骨吃）、海带、芝麻酱和含钙高的新鲜绿色蔬菜等。

2. 磷

磷是构成人体骨骼系统的主要成分，当人体中磷低于正常值时，就会影响对钙的吸收，严重时可致软骨病和佝偻症；如果摄入过量的磷，也会破坏钙磷平衡造成缺钙，45岁以上年龄的人，因肾脏基本停止排出多余的磷，也会导致缺钙。

食物中的磷较为普遍存在，无须专门补充，含磷食物有豆类、鱼类、瘦肉、蛋黄、核桃仁等。

3. 钾

钾能维持糖类、蛋白质的正常代谢；维持正常渗透压；维持神经 – 肌肉的应激性和正常功能，维持心肌的正常功能；维持细胞内外正常的酸碱平衡和电离子平衡；且有助降低血压。

日常膳食即能满足钾摄入量。频繁呕吐、腹泻者会导致缺钾，又如因高温作业、高强度劳动和训练而大量出汗，用排钾利尿剂，长期使用肾上腺皮质激素等均容易造成失钾。

低血钾轻者疲倦、烦躁，重者可造成心律失常，甚至突然死亡，临床上，对血钾的变化极为重视。钾摄入量不足，可能引起消化、神经 – 肌肉、中枢神经、心血管、泌尿等系统出现生理性或病理性改变，主要表现为肌无力、瘫痪、心律失常、横纹肌裂解症、肾功能障碍等。

高血钾对人体的损害同样是很严重的，由于摄入过多或排泄困难而导致毒性反应，称高钾血症，表现为极度疲乏、四肢无力、心率减慢、心音减弱等。

食物中的钾存在较为普遍，蔬菜、水果、菌类含钾丰富，血钾较高者不宜吃含钾高的食物。

4. 钠

钠离子对维持神经 – 肌肉应激性和细胞膜通透性起着重要的作用。日常生活中，食用盐是居民摄入钠的主要途径。众多研究表明，摄入钠盐过多，会使心脏负荷过重，血压升高，诱发或加重心力衰竭，会促使肾脏细小动脉硬化加快，成人每天食用盐不超过 6 g。

5. 镁

镁能激活多种酶的活性，维持酶的正常活动和心功能；促进骨吸收，是骨细胞结构和功能所必需的元素；血浆镁的变化直接影响甲状旁腺激素的分泌，甲状旁腺功能失调会引起血中钙与磷的比例失常。

镁摄入不足、吸收障碍、肾排出增多等均会引起镁缺乏，镁耗竭会导致血清钙浓度显著下降，从而导致神经－肌肉兴奋性亢进、退行性疾病如心血管疾病、骨质疏松症、糖尿病发生的危险性升高。除肾功能不全、糖尿病酮症的早期、肾上腺皮质功能不全者外，一般不易发生镁中毒。

镁广泛存在于食物中，糙米、豆类、绿叶蔬菜、坚果类、香蕉、蛋黄、海参中的镁含量丰富，肉类、淀粉类、牛奶中的镁含量中等，精制食物中的镁含量较低。

（二）微量元素

微量元素又称痕量元素，其中碘、锌、硒、铜、钼、铬、钴及铁，为人体所必需的微量元素。

1. 锌

锌是酶的组成成分或激活剂，参与机体遗传、代谢及抗氧化过程；锌促进生长发育，也参与内分泌激素代谢（如促黄体激素、促卵泡激素、促性腺激素等），对胎儿生长发育、性器官和性功能发育均具有重要的调节作用；锌增加 T 细胞的数量和活力，增强机体免疫功能；锌是味觉素结构成分，从而影响味觉与食欲。

影响锌吸收的因素：膳食中植酸、鞣酸、纤维素不利于锌的吸收；铁抑制锌吸收；维生素 D 能促进锌吸收。

锌缺乏可能导致胚胎发育畸形和行为缺陷，锌不仅在脑发育的结构方面有重要功能，而且在脑功能行为学和认知方面发挥重要功能。孕期锌缺乏会导致流产或出现胎儿脑畸形，脑中神经元减少而导致脑体积缩小。怀孕 38 周左右是婴儿发育的一个特殊时期，非常容易引起认知和运动功能相关的神经性障碍，如脑瘫，因为胎儿 2/3 的锌是在妊娠的后 3 个月获得的。哺乳期锌缺乏导致脑萎缩，很难通过后天补锌治疗。生长期儿童锌缺乏，主要表现为生长迟缓、食欲不振、味觉迟钝甚至丧失、异食癖、皮肤创伤不易愈合、易感染、性成熟延迟、第二性征发育障碍。成年期缺锌可导致性功能减退、精子数量减少、皮肤粗糙。大量临床研究显示，缺锌与一些神经退行性疾病有一定关联，如帕金森病和阿尔茨海默病。

口服或大剂量静脉注射锌，可直接引起胃肠中毒，导致上腹疼痛、腹泻、恶心、呕吐。长期补充大量的锌会引起贫血，免疫功能下降。

锌的来源较广泛，海产品、红肉及内脏均为锌的良好来源，菌类、蛋类、豆类、谷类胚芽、燕麦、花生、芝麻、核桃也富含锌，而蔬菜、水果锌含量较低。

2. 硒

硒能促进人体正常生长；增强人体免疫力；抗氧化；参与调节甲状腺激素的代谢；能与体内重金属（汞、铅、铬等）结合成金属－硒－蛋白质复合物而起解毒作用；有抗肿瘤作用，被称作人体微量元素中的"抗癌之王"；能降低血糖和尿糖，改善糖尿病患者的症状；保护视网膜、增强玻璃体的光洁度，提高视力，预防白内障；保护和修复心脑血管。硒在 1957 年被学者首次发现作为防止肝坏死的一种因子，具有生理必需性。

因硒缺乏与"克山病"有关，克山病发生在低硒地带，表现为心脏扩大、心力衰竭或心源性休克等。

硒摄入过量，是"大骨节病"（高硒地区地方病）的病因之一。过量的硒引起硒中毒，表现为头发易脱落，指甲变形，肢端麻木、抽搐，甚至偏瘫。

海产品是硒的良好来源，如鱼子酱、海参、牡蛎、虾等。

3. 碘

碘参与甲状腺激素合成。甲状腺激素参与调控能量代谢，促进物质新陈代谢，产生能量，保持体温，维持基本生命活动；促进体格发育，儿童的身高、体重、骨骼增长和性发育等必须有甲状腺激素参与；参与脑发育，在脑发育的临界期（从妊娠开始至婴儿出生后 2 岁），神经系统的发育也必须依赖于甲状腺激素的正常分泌。

摄入碘时，忌与含抗甲状腺激素的食物搭配，如十字花科植物的萝卜、甘蓝、花菜及含有 β - 硫代葡萄糖苷的食物，长期如此，会引起碘缺乏。在体内，与氨基酸结合的碘可被直接吸收；胃肠道内的钙、氟、镁阻碍碘的吸收，碘缺乏时尤为显著。

长期碘摄入不足，会导致甲状腺肿大；胚胎期和婴儿期缺碘，不仅会引起胎儿体格发育及性发育障碍，还会导致智力发育异常；严重缺碘，可引起胎儿呆小症（克汀病）和儿童智力低下。孕妇缺碘，会影响围产期（怀孕 28 周到产后 1 周）胎儿组织器官的发育与新生儿的健康。研究发现，母体碘缺乏和先天性神经型克汀病之间存在因果关系，因此，母体甲状腺激素水平对胎儿发育至关重要。碘摄入过量，可能引起高碘性甲状腺肿、高碘源性甲状腺功能亢进症、甲状腺癌等。

海产品含有丰富的碘，如海带、紫菜、淡菜、海参、海蜇、干贝、鲜海鱼等。

4. 铁

铁参与机体氧气的运输；参与肌肉中氧的转运和储存；参与机体的氧化还原过程。铁缺乏对婴幼儿及育龄妇女的影响较大。

动物肉和肝脏内含有的血红素铁可直接被肠黏膜上皮细胞吸收，吸收率达 30%；维生素 C、氨基酸、鱼、肉类含有的非血红素铁转化成亚铁形式被人体吸收。但植物性食物中含有草酸盐与其他植物性盐，以及茶叶和咖啡的多酚类、胃酸缺乏或过多服用抗酸药物，使胃内容物 pH 值升高，可阻碍铁的吸收；牛奶中铁含量较低，吸收率不高，牛奶是一种贫铁食物，而且牛奶能使血红素铁和非血红素铁吸收率降低 50%。

铁缺乏会最终导致缺铁性贫血。铁过量会导致胃肠道出血性坏死、凝血不良、代谢性酸中毒和休克。对神经系统来说，铁的缺乏和过量都是有害的。

膳食铁的良好来源是动物肝脏、全血，肉类和鱼类。

四、膳食纤维及植物化合物

（一）膳食纤维

膳食纤维是指食物中不能被人体消化酶所消化的，且不被人体吸收利用的非淀粉多糖和木质素。其中非淀粉多糖包括纤维素、半纤维素、β-葡聚糖、果胶和树胶等。

经研究发现，西方发达国家慢性疾病的发病率与膳食纤维摄入呈负相关，这些疾病就包括糖尿病、心脏病、高脂血症、肥胖症及大肠癌等。因膳食纤维的持水性、吸附性强，能与阳离子进行可逆交换，以及发酵作用，不但能促使有毒物质排出体外，促进肠道益生菌的生长繁殖，降低某些重金属的毒性，还能产生饱腹感，避免过多摄食而导致肥胖。因此，膳食纤维与人体健康有着密切的关系。

膳食纤维主要存在于粗粮谷类、薯类、豆类、蔬菜和水果中。例如燕麦和大麦含有丰富的葡聚糖，可形成黏稠的水溶液并具有降低血清胆固醇的作用，纤维素因其具有吸水性且不溶于水的特性，可以增加肠内容物的体积，产生饱腹感，缓解便秘，故三高人群、心脑血管患者应根据自身情况，增加含膳食纤维较高食物的摄入。

（二）植物化合物

随着医学营养学及营养治疗的快速发展，营养康复治疗的理论不断升华，学科飞速发展，靶点明确，如植物化合物所具有的重要作用，近年来已成为营养学研究的热点领域之一。研究较多的有以下几种：

1. 白藜芦醇

白藜芦醇属于非黄酮类多酚化合物。白藜芦醇能改善急性神经炎症导致的学习记忆减退，白藜芦醇还具有一定的抗突变、抗癌、调节血脂、抗血栓形成、抑制血小板凝集、抑制甘油三酯和胆固醇的沉积、预防心脏和肝脏损伤的作用。白藜芦醇主要来源于葡萄、花生、桑葚、虎杖等植物。

2. 槲皮素

槲皮素属于一种具有多种生物活性的黄酮类化合物，具有较好的祛痰、止咳作用，对冠心病及高血压也有一定的辅助治疗作用。槲皮素可通过抑制脑组织炎症、减轻炎性反应而延缓机体衰老，降低衰老机体产生相关神经退行性疾病的危险。槲皮素对多种恶性肿瘤细胞具有一定的抑制其生长及凋亡的作用，如卵巢癌、乳腺癌、白血病、胃肠癌细胞等。槲皮素存在于许多植物的花、叶、果实中。

3. 绿茶多酚

绿茶多酚是绿茶中所含的多羟基酚类化合物的总称，是一种天然的生物活性物质。近年来国内外学者大量的研究表明，绿茶多酚具有抗氧化、抗炎、调节代谢等作用，对心血管疾病、糖尿病、某些癌症和慢性病的防治有一定作用。绿茶多酚及其单体成分对中枢神经系统的保护作用已成为新的研究热点，前沿研究显示，绿茶多酚能够通过血脑屏障，对改善大脑退行性疾病具有一定的作用。

4. 姜黄素

姜黄素为酸性多酚类物质。姜黄素长期以来就作为一种天然色素被广泛应用到食品行业或药物制剂中。姜黄素能降血脂，抗凝，能增加心肌营养性血流量及降压，抗氧化，抗肿瘤，抗肝炎病毒、保肝利胆等。姜黄素主要来源于姜科植物郁金块根、姜黄根茎、莪术根茎和天南星科菖蒲的根茎等。

第二章

不同人群及四季调养饮食宜忌

老子曰："人法地，地法天，天法道，道法自然。"

人类的生活行为、劳作、繁衍，是以大地（地球）运行的规律法则为法则，取法于地；大地（地球）运行的法则，是以整个宇宙运行的法则为法则，取决于天而寒暑交替，孕育、生发万物；宇宙运行，是以大道的法则为法则，取决于"道"而运行变化、排列时序；道是以自然而然为法则，取决于自然之性、顺其自然而成其所以然，是以宇宙本来的自然规律为规律。

食疗养生亦然如此，古之有训"天之道，损有余而补不足""虚则补之，实则泄之，寒则温之，热则凉之，不虚不实，以经调之"，食补有道，补须"天人相应"，毋与自然法则（时令、年龄、体质）相悖。平衡阴阳，调和气血，须知过犹不及。出生、成长、壮年、衰老，人生的每个阶段皆应取自然之性，科学食补，方可健康长寿，这也是本书的核心所在。

一、"三高"人群饮食宜忌

"三高"，通常是指高血压、高血脂和高血糖。临床上高血压病、高脂血症、糖尿病是影响人们健康长寿的最常见慢性疾病，被称为"健康杀手"。疾病本身并不可怕，但其引发的并发症却将极大威胁人们的生命健康。某些人群会患其中的一种，或者两种疾病，甚至同时具备"三高"。现代生活条件下，"三高"人群有明显的年轻化趋势。这些慢性病的形成，不少是吃出来的，这就要求人们应坚持良好的生活习惯，均衡饮食，及时做检查，做到预防为先，早期发现，积极治疗。

（一）高血压

▲▲【宜】番茄、洋葱、大蒜、芹菜、苦瓜、胡萝卜、萝卜、黄瓜、茄子、玉米、香菇、金针菇、茼蒿菜、海带、海蜇、海藻、海参、紫菜、黑木耳、苹果、梨子、猕猴桃、核桃仁、山楂、山药。

▲▲【忌】蛋黄、肥肉、动物内脏及其他高胆固醇食物；烟、酒、浓茶、浓咖啡。

（二）高血脂

▲▲【宜】五谷杂粮及其制品、柑橘类、坚果类，洋葱、生姜、大葱、大蒜、芹菜、萝卜、黄瓜、茄子、香菇、金针菇、木耳、兔肉、泥鳅、海带、深海鱼油、紫菜、海参、苹果、梨子、猕猴桃、桂圆肉、葡萄、蜂蜜、牛奶、酸奶、山楂、荷叶、草决明、

灵芝、大枣、薏苡仁。

▲▲【忌】牛肉、羊肉、猪肝、蛋黄、动物油、奶油、牡蛎、鱿鱼、螃蟹及其他高胆固醇食物。

（三）高血糖

▲▲【宜】苦瓜、冬瓜、南瓜、玉米、芹菜、洋葱、黄豆、豆腐、藕、香菇、黑木耳、白木耳、荷叶、玉米须、蚕蛹、泥鳅、海参、黄鳝、牛奶、黄芪、山楂、粉葛、破壁灵芝孢子粉、三七。

▲▲【忌】肥肉、油炸品、蜜饯、糖类、酒类。

二、心血管病患者饮食宜忌

心血管病患者大部分存在长期过多地摄取钠盐的情况，这样会导致机体水钠潴留，加重心脏负担，加重高血压。心血管病患者每日摄盐量应控制在 6 g 以下。同样过多食糖，则多余热量会转化成脂肪，也会导致高脂血症和动脉硬化程度加重。同时心血管病患者必须限制高脂肪、高胆固醇食物摄入量。患者在服用保钾利尿剂时（如氨苯喋啶、螺内酯），必须注意控制摄入含钾量高的食物，如香蕉、柑橘、香菜、蘑菇、马铃薯等，以免导致高钾血症。烟、酒，是心血管急症常见的诱因，应尽早戒除。

患有心血管疾病的人群日常饮食必须注意以下原则：①低盐、低脂、优质蛋白饮食；②少吃甜食；③保障丰富的膳食纤维、维生素和微量元素的摄入。

▲▲【宜】坚果类，如核桃仁、板栗仁等；新鲜蔬菜类，如芹

菜、菠菜、茼蒿菜、蒜薹、西红柿、南瓜、木耳；水果类，如无花果、苹果、梨、山楂；杂粮类，如玉米、红薯；海产品类，如海带、海参；以及玉米须、薏苡仁等作药膳食用。

▲▲【忌】高盐、高糖、高脂肪（如动物性脂肪、肥肉）、高胆固醇（如动物内脏、蛋黄）、高钾食物，烟、酒、浓茶。

三、肝病患者饮食宜忌

肝，是人体内一座巨大的"化工厂"，是人体营养物质转化、储存、合成、输送、排泄的重要器官，具有代谢、解毒、免疫、凝血、调节以及形成和排泄胆汁六大功能。对于肝病患者而言，须做到以下饮食原则：①选取高蛋白、高热量、低脂肪的食物，并补充多种维生素和微量元素；②饮食清淡易消化，少食多餐，注意休息；③饮食多样化，合理搭配。在发病期间，膳食应以减轻肝脏负担为原则，禁酒、严格限制食用含饱和脂肪酸较多的动物油脂，避免使用具有潜在肝毒性药物。

▲▲【宜】新鲜蔬菜、水果、豆制品、海鲜、菌类，鸡蛋、牛奶、海藻、鸡肉、鸡肝、猪肝、羊肝、鳖甲、银耳、芝麻、核桃、五味子、大枣、枸杞子、菊花、郁金、山药、莲米、茯苓。

▲▲【忌】粗纤维含量过高的蔬菜如芹菜、韭菜、黄豆芽等；辛辣刺激性强、产气过多、糖分过高、盐分过高的食物；生、冷、硬、粗糙、油炸的食物；盲目使用保肝药。

四、肾病患者饮食宜忌

肾脏的生理功能主要是排泄代谢产物及调节水、电解质和酸碱平衡，维持机体内环境稳定。肾脏病患者常常存在多种合并症，如高血压、糖尿病、心脏病、肝硬化等，这些合并症不仅影响患者的生活质量和生命，还进一步加重疾病本身，形成恶性循环。在药物治疗的同时，严格、合理的饮食方案会为疾病的治疗带来积极的影响。

▲▲【宜】低盐、低脂、低磷、低钾、限制蛋白质摄入量，以清淡、易消化为宜。宜吃杂粮、果蔬，尤其是富含维生素C、胡萝卜素、核黄素的新鲜蔬菜、瓜果；肾炎患者血中尿素氮接近正常值时，需适当增加含蛋白质的食物，如牛奶、奶制品、鲜鱼、瘦肉、虾米、乌鱼、鹌鹑；可用山药、赤小豆、枸杞子、黑豆、桑葚、黄芪、银耳、灵芝、茯苓、冬虫夏草、瑶柱作药膳食疗。

▲▲【忌】辛辣、刺激性及腌制食物。

五、癌症患者饮食宜忌

癌症患者通常早期无异常症状，大部分发现时已是癌症晚期，此时患者存在明显的营养不良、体重下降。在膳食结构中，需考虑加强营养，荤素、粗细搭配合理。选择食物时，应尽量考虑具有以下物质：①富含硒、锌、硫化物、姜黄素、白藜芦醇、大豆异黄酮、真菌多糖、β-胡萝卜素、膳食纤维及其他能促进癌细胞凋亡、抑制癌细胞生长的食物；②具有提高人体免疫功能的食物，如坚果类。

▲▲【宜】西蓝花、花菜、魔芋、荠菜、大蒜、芦笋、胡萝卜、香菇、番茄、南瓜、花生嫩芽、大白菜、卷心菜、薏苡仁、玉米、红薯、苹果、无花果、猕猴桃、香蕉、牛奶、大豆、芝麻、核桃仁、海参、枸杞子、冬虫夏草、破壁灵芝孢子粉、茯苓、银耳、松茸、木耳、咖喱粉（适量）、牡蛎、鳗鱼、海带、青花鱼、鳄鱼肉。

▲▲【忌】腌制品、烧烤食品，易产生黄曲霉素等致癌物的食物，烟、酒等。

六、前列腺疾病患者饮食宜忌

前列腺炎和前列腺肥大在中老年男性中多见，前列腺患者注意"三不"（不憋尿、不久坐、不劳累）、多饮水。这类患者在总体原则基础上，加强饮食药膳调养，不但能改善自觉症状，还具有防止疾病进一步发展、预防前列腺癌的作用。

▲▲【宜】西蓝花、花菜、卷心白、大白菜、蘑菇、胡萝卜、黄豆、大蒜、韭菜、苦瓜、苹果、石榴、柑橘、葡萄、猕猴桃、蜂蜜、绿茶、党参、黄芪、草薢、石韦、苦杏仁，蜂花粉及其制品、坚果类、鲑鱼（三文鱼）及其他鱼类、贝类。

▲▲【忌】辛辣刺激性食物，饮酒、酗酒、吸烟。

七、低补体血症患者饮食宜忌

低补体血症是一种免疫复合物疾病，病因及发病机理极其复杂，尚未能明确阐述。临床多见于急慢性肾小球肾炎、急慢性病毒性肝炎、狼疮性肾炎、荨麻疹性血管炎等，近些年发病率逐渐上升，需引起人们的重视。其中荨麻疹性血管炎报道较多，主要表现为红斑样皮疹、风团、瘙痒，时间长，起病时常伴有不规则发热。低补体血症患者在积极治疗原发疾病的同时，应进行合理饮食搭配，控制疾病的发展。

▲▲【宜】饮食清淡，多吃蔬菜、水果，可选用绿豆、赤小豆、大枣、黄芪、党参、人参、山药、菟丝子、破壁灵芝孢子粉等，选具有提高免疫功能，抗自由基，促进代谢，抗过敏，调节神经系统与内分泌系统等多种功能的食材调配炖清汤服用。

▲▲【忌】禁食辛辣刺激性及易致过敏的食物（针对不同的过敏原）。

八、孕期妇女饮食宜忌

优生优育，绝非小家之事，首先孕前男女双方须做优生健康检查；备孕妇女，在孕前3个月至怀孕后3个月，必须坚持服用叶酸；需高度重视个人卫生、情绪状态、孕前准备、适时调养；重视家庭冰箱冷藏柜清洁与食品卫生，防止隐形杀手。

备孕期间，夫妻双方需注意戒烟戒酒，选择具有能提高体质、助长精子生成与活力和有助女方怀孕的食物。每天必吃适量的新鲜蔬菜、水果，注意摄入含优质蛋白、多种维生素，尤其是含维生素 B_9、维生素 D、维生素 E 的食物，含钙、磷、锌、碘、铁、硒重要元素的食物，以及含多不饱和脂肪酸及胆碱、花青素与虾青素的食物等。联合国营养常务委员会提出：从妊娠期到孩子出生后 1~2 岁是营养干预的"机遇窗口期"，母婴的营养状况和养育环境，会影响儿童的健康与未来，故需高度重视膳食的全面多样、结构科学合理，以助胎儿正常发育，要摄入多种维生素和微量元素，重视脑发育，增进脑健康。

▲▲【宜】鸡蛋、鸡肾、羊肾、牛肉、鸽肉、驴肉、鹿肉、泥鳅、瘦肉、鲜奶，大虾、海参、三文鱼、牡蛎等各种海鲜，核桃仁、葵花子、花生、芝麻、杏仁、枸杞子、五味子、菟丝子、覆盆子、女贞子、青豌豆、小米、玉米。

▲▲【忌】烟、酒、腌制品、油炸食物。

根据孕妇的妊娠反应、身体状况和胚胎发育的需要，大致可划分为：孕早期（怀孕 1~3 个月），孕中期（怀孕 4~6 个月），孕晚期（怀孕 7 个月至胎儿出生）。

1. 孕早期

确保孕前 3 个月至怀孕 3 个月期间服用叶酸。因怀孕 4 周时，胎儿神经管即发育健全闭合，但孕妇的妊娠反应基本没有表现出来，故须高度重视。此后孕妇多数逐渐会出现或重或轻的妊娠反应，如恶心、呕吐、厌食、倦怠。早期要尽量进食清淡、易消化、富于营养的食物，食用富含叶酸、铁元素的新鲜蔬菜、水果。顺其自然，不必刻意强调规律性，根据孕妇本身的食欲及反应程度进行调整，保证进食量。

2. 孕中期

此期胎儿发育快、体重增长迅速、器官在不断分化完善，孕妇胃口大增。中期须调整饮食结构、荤素搭配，补充营养和缺失的元素，适当提高摄入量。此时，是胎儿骨骼发育的关键时期，母体钙需要量大增，须吃富含钙的食物，如新鲜蔬菜、水产品、豆制品、鱼类、奶或奶制品、海带、紫菜，必要时适当补充钙剂。

孕妇在食物中适当添加含有 ω–3 不饱和脂肪酸的食物（三文鱼、深海鱼油、亚麻油），其中三文鱼所含的不饱和脂肪酸，是保证人体脑部、视网膜与神经系统正常生理功能不可缺少的重要成分之一。这对胎儿大脑发育、体格发育成长都具有极其重要的作用。

3. 孕晚期

胎儿生长发育很快，胎儿体内需要储存的营养素增加，胎儿、孕妇对营养素的需求量达到高峰。此时，注意孕妇的膳食质量与饮食结构多样化，保证营养，需要注意的是饮食少糖、低盐，吃新鲜的蔬菜、水果，促进胎儿健康发育，保证顺产。

九、四季调养饮食宜忌

人存在于大自然中，食补应随四季的变化而变化，遵循大自然的规律。四季饮食调补的特点，与中医的理论体系紧密相扣。中医的整体观念中强调人与自然的统一性，强调自然环境对人体生理、病理的影响。在食补方面，也要做到"必先岁气，无伐天和"，充分了解大自然的规律，并根据不同季节的特点来进行食疗。"因时制宜"，使食物发挥出最大的效果，如春季万物萌发、肝气旺盛，宜养阳益肝；夏日炎炎、暑湿绵绵，宜养心健脾；秋凉气爽、水枯叶黄，宜滋阴润肺；隆冬霜雪、取暖冬藏，宜养肾防寒。

《金匮要略》云：春不食肝，夏不食心，秋不食肺，冬不食肾，四季不食脾。春天肝气旺盛，食肝则肝气更旺、肝气横溢，其余就不言而喻了，但须时时固护脾胃。由于不同年龄、不同体质以及所处的大区域环境不同，需要因人而异，据实论补，灵活掌握"天人相应"。

1. 春季

升阳益肝，而重在养肝。饮食以含高蛋白、高热量食物为宜，补充具有增强免疫功能、含多种维生素和微量元素的温补阳气的食物，以保持营养均衡。

▲▲【宜】葱、大蒜、韭菜、蒜苗、香菜、海参、花生、黑芝麻、核桃仁、鳝鱼、青鱼、芹菜、白菜、鱼腥草、马齿苋、蕨菜、冬笋、竹笋、青果、党参、黄芪、太子参、山药、白术、五味子、灵芝、大枣、杜仲、板栗、蜂蜜、蓝莓，豆制品、乳制品、红肉类、菌类。

▲▲【忌】凉性、生冷食品。

2. 夏季

养心健脾、清补养心、健脾利湿。饮食以易消化、清淡为主，补充富含多种维生素和微量元素的食物，用绿豆汤清热解暑，饮茶解暑，多进羹汤类饮食以补充水分。

▲▲【宜】薏苡仁、芡实、太子参、沙参、玉竹、白术、苍术、芦根、白茅根、木耳、黄瓜、茄子、绿豆、椰汁、柠檬、番茄、冬瓜、山药、白扁豆、藕、萝卜、胡萝卜、鸭肉、兔肉、鱼肉。

▲▲【忌】易生湿及辛辣的食物。

3. 秋季

滋阴润肺。饮食宜养阴、滋润多汁，少食辛温刺激之品，在此基础上，多进食一些酸味食物，以补肝气。初秋之际，空气潮湿闷热，偶尔贪凉过度，可进食粥品以健脾养胃。

▲▲【宜】绿豆、梨子、莲子、百合、芡实、菊花，酸梅汤、柠檬茶、苹果醋、糙米粥。

▲▲【忌】辛燥、油炸食物。

4. 冬季

养肾防寒，调养气血、阴阳，强身健体。饮食以温补为上，即进食活血暖身的食物。先行少量"引补""底补"，能增强滋补效力，以避免出现"虚不受补"，常炖汤服用。

▲▲【宜】狗肉、羊肉、甲鱼、乌骨鸡、鹌鹑蛋、黑木耳、当归、黄芪、明沙参、海马、阿胶、驴肉、龟甲胶、龟肉、鹿角胶、鹿茸、鹿肉、鹿筋、牡蛎肉、当归、黄芪、党参、桂圆、白果仁、枸杞、桑葚、板栗、核桃仁、大枣、山楂、山药、天麻、肉苁蓉、人参。

▲▲【忌】寒性食物。

十、不同体质人群饮食宜忌

人是形与神的统一体，即形态结构、生理机能和精神心理状态三者合一。在先天、后天因素的共同作用下，使得体质具有以下几个特点：①先天遗传性；②差异多样性；③形神一体性；④群类趋同性；⑤相对稳定性；⑥动态可变性；⑦连续可测性；⑧后天可调性。也就是说体质既是相对稳定的，又是可以调控变化的。针对不同的体质，充分发挥个体食疗的优势，改善体质，以达到养生防病的目的。

（一）平和质（A型）

平和质是一种健康正常的体质，即体态匀称，机体强健，肌肤润泽，脏腑功能代谢旺盛，机体免疫系统功能强，具有良好的心态和思想素质，运动与劳逸得当，饮食有度，起居有常。

膳食结构合理，荤素搭配、营养多样全面，关键做到膳食平衡。

膳食调理与个体需要结合；早中晚餐的荤素咸淡与个人活动强度、生活规律结合，通常是早吃好、午吃饱、晚吃少；食物的寒、热、温、凉与时令结合；食前洗手，食后漱口，进食不可过生、过热、过冷、过硬，用餐专注，细嚼慢咽，不可暴饮暴食；注意摄入适量新鲜蔬菜、水果，与富含各种营养素的食物搭配，不偏嗜；注重自己体质变化，保持身体气血阴阳平衡、体魄强健。

▲▲【宜】多食五谷杂粮，注意挑选时令蔬菜、水果，药膳食补多样，可选山药（鲜品）、扁豆、芡实、莲米等性平之品。

▲▲【忌】烟、烈酒，高脂、高糖食物和油炸辛燥之品。

（二）气虚质（B型）

气虚者表现气短乏力、头昏、出虚汗、心悸少食、咳喘无力、脱肛、子宫脱垂、脉虚弱。偏于心气虚者，则伴有心悸、胸闷气短，活动后有加重，自汗，舌淡苔白，左手寸脉虚，压之中空无力；偏于肺气虚者，则伴有咳喘无力、气短、痰多清稀、体倦懒言、自汗畏风、易感冒、舌淡苔白、右手寸脉虚弱；偏于脾气虚者，则伴有纳少腹胀，饭后尤甚，便溏、倦怠、少气懒言、舌淡苔白、右手关脉虚弱；偏于肾气虚者，则伴有呼吸浅促、疲倦乏力、眩晕健忘、腰膝酸软、小便频数而清，妇女白带清稀、舌质淡、左手尺脉弱。

▲▲【宜】人参炖鸡汤、人参莲子汤，高丽参、太子参、党参、黄芪、山药、大豆、白扁豆、大枣、花生、香菇、糯米；鱼类、禽类。

▲▲【忌】辛辣、破气、伤肺的食物，萝卜缨、辣辣菜、芥末、辣椒、花椒、胡椒、薤白、山楂、枳壳、枳实、槟榔、佛手、荜茇；香烟。

1.心气虚

治则：益气养血。

▲▲【宜】党参、黄芪、当归、熟地黄、阿胶、龙眼肉、茯苓、白术、甘草、远志、当归、柏子仁、酸枣仁。

2. 肺气虚

治则：补益肺气。

▲▲【宜】党参、茯苓、白术、甘草、黄芪、人参、高丽参、西洋参、山药。

3. 脾气虚

治则：健脾益气。

▲▲【宜】党参、山药、白术、甘草、茯苓、法半夏、陈皮。

4. 肾气虚

治则：补肾益气。

▲▲【宜】补骨脂、枸杞子、菟丝子、附子、肉桂、山茱萸、山药、桑寄生、桑螵蛸。

（三）阳虚质（C型）

阳虚者阳虚则外寒，表现为怕冷、腰膝冷痛、手足甚至下身不温或冷凉、纳食差、易腹泻、脉沉无力。偏于心阳虚者，则伴有畏寒肢冷、心痛、舌淡胖、苔白滑、左手寸脉细微；偏于肺阳虚者，则伴有面色青白而无光泽、自汗、怕冷、舌质淡胖、苔白滑润、右手寸脉迟缓或迟弦；偏于脾阳虚者，则伴有腹胀纳少、便溏、小便不利、白带量多稀淡、舌淡胖、苔白滑、右手关脉沉迟无力；偏于肾阳虚者，则伴有腰膝酸软疼痛、畏寒肢冷、以下肢为甚，夜尿频、小便失禁，或阳痿滑精、宫寒不孕、舌淡胖、苔白滑、左手尺脉沉迟弱。

五脏之中，肾为一身阳气之根，脾为阳气生化之源，故当着重补之，但须渐补，不可一次大量进补，避免"虚不受补"。

▲▲【宜】牛肉、羊肉、鸡肉、狗肉、鹿肉、驴肉、鹌鹑；温补阳虚的中药，如当归、黄芪、党参、人参、枸杞、大枣、肉苁蓉、肉桂、狗肾、菟丝子、补骨脂、杜仲、巴戟天、续断；松露、韭菜。

▲▲【忌】性寒，味厚滋腻或阻碍脾气运化、易伤脾气的食物，猪肉、甲鱼肉、牡蛎肉。

（四）阴虚质（D型）

阴虚者形体消瘦，阴虚则内热，表现为面色潮红，手足心热，喜冷饮。偏于心阴虚，则伴有心悸、不寐、潮热盗汗、两颧发红、五心烦热、舌质淡、左手寸脉细数无力；偏于肝阴虚，则伴有眩晕耳鸣、面红目赤，两眼干涩、情绪易于激动，时有胁痛、舌红少津、左手关脉弦细数；偏于脾阴虚者，脾阴不足、运化受累，则伴有纳食少、口淡无味、食后腹胀、舌红干苔、右手关脉细数或细涩；偏于肺阴虚者，则伴有潮热盗汗、干咳痰少而黏、咽干口燥、舌红津少、右手寸脉细数；偏于肾阴虚者，则伴有脱发、腰膝酸痛、眩晕耳鸣、失眠多梦、遗精早泄、女子经少体瘦、舌红少津、左手尺脉细数。

▲▲【宜】酸奶、豆浆、芝麻、女贞子、墨旱莲、山茱萸、山药、桑葚、北沙参、太子参、石斛、玉竹、银耳、西洋参、燕窝、枸杞子、百合、海参、鳖甲、鳖肉、龟甲、龟肉、龟甲胶、阿胶、乌鱼。

▲▲【忌】辛燥煎炸、厚味肥腻伤阴的食物。

（五）痰湿质（E型）

痰湿质人群形体肥胖，多因饮食不当，或缺少运动，或疾病，或因外界环境，或先天因素等，导致其脾胃功能失调，运化失司。痰湿质群体，多肥胖，四肢浮肿，面显油脂而少血色，易困倦，舌苔白腻、舌体胖大，舌边常见齿印成排，脉象为濡而滑。须坚持运动和户外活动，饮食清淡，忌摄入过快过饱，宜食新鲜蔬菜、水果，注意选择具有调理脾胃、健脾利湿、利水除湿、清热燥湿、化痰祛痰、除痰核的食物。

▲▲【宜】白萝卜、白扁豆、冬瓜、黄豆芽、生姜、赤小豆、砂仁、白豆蔻、陈皮、薏苡仁、茯苓。

▲▲【忌】助痰生湿的食物，油炸食品，甜味糕点，烟、酒及石榴、李子、大枣、柿子、甲鱼等。

（六）湿热质（F型）

湿热质人群形体偏胖或消瘦，常感疲劳，一身沉重无力，周身感觉酸痛，性情急躁、易动怒，面部发黄发暗显油腻，唇红齿黄易生疮，舌苔黄腻，脉弦数。湿热蕴脾，则伴有脘闷腹胀、厌食，口苦、口臭、便溏尿短，或大便结燥、臭气难闻，小便色深黄，脉濡数；在肌肤，易患皮肤湿疹，如男性阴囊湿疹、女性外阴瘙痒，或发疮疖、痤疮、脓肿疮疡；入肝胆，则表现为肝胆湿热症状，如肝区胀痛、口苦、厌食、厌油、身目发黄、脉弦数；在肾、膀胱等部位，有肾区胀痛，肾盂肾炎。湿热质人群容易生病，需要注意调养预防。

脾主运化，脾虚则水湿内停，也容易导致外湿入侵而使湿从内生，湿盛化热，湿热同时存在，治则调养需注意自身具体情况，并考虑环境、时节。多食新鲜蔬菜、水果。注意选择具有清热利湿、芳香化湿、健脾燥湿、清肝利胆、运化脾胃的食物。

▲▲【宜】茯苓、佩兰、藿香、薏苡仁、滑石、黄连、黄柏、车前草、淡竹叶。

▲▲【忌】肥甘厚味、煎炸食物。入冬忌大补，忌冰冻饮食；四季不摄入高糖、高脂、高热量食物；禁烟、酒。

（七）血瘀质（G型）

血瘀质人群表现面色晦暗，可见皮下瘀斑、牙龈出血、眼眶暗黑、嘴唇暗淡或发紫、舌质紫暗而有瘀点或瘀斑，舌下静脉曲张，脉象细涩或结代。血瘀可能导致脉管炎，女性月经不调、痛经、经血多有暗黑色血块、闭经甚至糖尿病及心脑血管疾病等。气行则血行，气滞则血瘀，血瘀质人群宜选择活血化瘀、行气散瘀的食物。

▲▲【宜】新鲜蔬菜、水果，水产类、菌类、杂粮类，丹参、三七、月季花、红花。

▲▲【忌】高脂肪、高胆固醇食物，烟、酒，有凝血作用的藕节、白茅根、白及。

（八）气郁质（H型）

郁闷、焦虑情绪导致气机运行不畅、肝气郁结，多表现为面色灰暗、萎黄，时有胸肋或乳房胀痛，性情急躁易怒，忧郁脆弱、敏感多虑，舌质紫暗或有瘀斑，苔白，脉弦。重在心理卫生和精神调养。饮食宜具有解郁、醒神、消食、行气作用的食物。

▲▲【宜】玫瑰花、佛手花、黄花菜、陈皮。

▲▲【忌】精神刺激及伤肝气肺金的食物，烈酒，油炸、烧烤食品。

（九）特禀质（I型）

特禀质又称特禀型生理缺陷、过敏，是指由遗传因素和先天因素所造成的特殊状态的体质，主要包括三种情况：①过敏体质，过敏性鼻炎、过敏性哮喘、过敏性紫癜与过敏性荨麻疹、湿疹、花粉症、药物过敏等；②遗传病体质，有垂直遗传、先天性、家族性特征，如血友病、先天性智力障碍、先天性畸形、先天性生理缺陷等，多数难治愈；③胎传体质，在妊娠期，由于母体受到不良影响传给胎儿所造成的一种体质。胎儿患有胎传性疾病，并有与母体相关的疾病特征。

特禀质适应能力差，较容易旧病复发，过敏体质患者应尽力避免接触致敏物（花粉、宠物、螨虫）；避免食用含有致敏物质的食物（如荞麦，含有致敏物质荞麦荧光素）与致敏的腥臊食物（海鲜、鹅肉、牛肉）；阻断过敏原（土漆、油漆、雾霾等）。需要提醒的是特禀体质情况较复杂，用药需在专业医师指导下选择使用。

饮食宜清淡、均衡，粗细粮食搭配适当，荤素配搭合理，吃富含维生素的新鲜蔬菜、水果，药膳宜益气固表、祛风、养血。

▲▲【宜】粳米、乌梅、党参、黄芪、当归、白芍、制首乌、白术、防风、蝉蜕、荆芥、灵芝、薏苡仁、莲米、芡实、茯苓、山药、金针菇、胡萝卜、大枣、山楂、甘草。

▲▲【忌】根据个体差异决定，尽量少吃腥臊食物、辛辣刺激食物、生冷食物及可能引起过敏的食物，如鲤鱼、虾、蟹、羊肉、蚕豆、茄子、香菜、椿芽等。

第三章

部分中药材的鉴别选购与食疗

一、中药材的性状识别方法

我们在选购中药材时，难免会被品种真伪和质量优劣的问题所困扰，本书从简便实用、快速、准确识别的方法入手，仅介绍中药材的性状识别，又称"形性经验鉴别"。

性状识别，就是通过眼看、手摸、鼻嗅、口尝、耳听、水试、火试（即观、摸、嗅、尝、听、水、火）等直观感觉，抓住其形、色、气、味、质地、断面、水试、火试等方面最为突出的识别特征加以辨别。

中药材的识别必须以现行的《中华人民共和国药典（2015 年版）》（简称《中国药典》）及各地区制定的标准、规范，如《四川省中药材标准（2010 年版）》《四川省中药饮片炮制规范（2015 年版）》作为真伪优劣鉴定的依据。

凡"药典"及"标准""规范"有载的品种则为法定品种，又称为正品或真品，正品中最佳者即为优品；不在"药典"及"标准""规范"之内的就是伪品；或虽然有记载，但各项品质检验中存在不合格项，视为劣品。市场上还有与正品的形性特征十分相似、容易混淆，甚至达到以假乱真的程度的药材，称为混淆品。自然，在采购中应选真品及其优质品。

中药材的性状识别常用以下方法：

1. 形状

形状指药材的外形特征，如长条形（丹参、黄芪），团块形（天麻、三七），胶质板块状（阿胶、龟甲胶）等外形特征与大小。对干燥皱缩的叶、花、全草等，可用清水浸泡展开后观察。

2. 表面

药材表面可分为外表面和内表面，其表面的颜色，有无光泽、皱纹、裂纹、皮孔、茸毛、瘤状突起、鳞片或光滑等。如丹参表面暗红色，肉苁蓉表面有肉质鳞叶，鹿茸表面有茸毛等。

3. 质地

药材质地指中药材的软硬、坚韧、轻泡、松脆及有无油性、粉性、黏性等。如冬虫夏草质柔韧、银耳质脆易碎、三七质坚实、当归质柔软有油性、黄芪显粉性等。

4. 断面

药材断面分为折断面和切断面。如折断面可能呈纤维性、颗粒状、丝状、平坦或分层等。切断面可观察细胞组织结构，如黄芪的横切面皮部黄白色，木部淡黄色，并有放射状纹理及裂隙，形如"菊花心"，杜仲皮折断面显丝状，山药断面富粉性等。

5. 气

中药材经过揉搓、火烧、热水浸泡等方法使其气更为显著，便于识别，具有特殊的气是识别的重点。如有人参的特殊气（参气），当归有浓郁的特殊香气等。

6. 味

药材具有特殊味甚至无味，虽需与气或其他特征加以综合分析判断，但在鉴别中仍然具有十分重要的价值。如五味子气微、味酸；西红花气特异、微有刺激性，味微苦；肉苁蓉气微，味甜、微苦等。

7. 水试

把识别品放入水中，注意沉浮、溶解与否、颜色变化、透明度、膨胀系数、旋转与否、有无黏性、有无荧光、加酸碱等后的变化等。如西红花，置入盛有清水的玻璃杯中，可见橙黄色成直线下降，逐渐扩散，水被染成黄色，无沉淀；燕窝用水浸润呈细丝，银白色，晶亮透明，柔软，有弹性（若拉丝有伸缩性）；菟丝子用开水浸泡，表面有黏性，加热煮至种皮破裂时露出白色卷旋状的胚，形如吐丝等。

8. 火试

把识别品置于火焰上或在光洁的金属锅上加热，观察是否熔融、有无明火或闪光、火焰颜色、有无特殊气味、有无爆鸣声或渗出物、有无残渣及灰烬的颜色等，均应特别注意。如麝香，将其置于金属板片或锡箔纸上，下面用酒精灯烧烤，初则迸裂，随即熔化膨胀冒泡，香气浓烈四溢，灰烬白色或灰白色，应无焦肉气，无火星及未烧尽的硬颗粒等。无机盐类火试，钠盐燃烧火焰呈黄色，钾盐燃烧火焰呈紫色，喷射状，并发出哮声。

二、药膳食疗

自古以来就有"药食同源""药补不如食补"的说法。国家卫生和计划生育委员会（现称国家卫生健康委员会）负责制定修订并公布《按照传统既是食品又是中药材物质目录》，目前规定已有111种既是食品又是中药材物质。药膳是将药材和食物巧妙搭配而制成的食品，其中运用了中药性味归经，食物的属性以及烹调制作技艺，是中医饮食保健的一大特色。药膳食疗从营养学角度来讲比普通食品更为优越，针对不同人群，进行药膳食疗，以达到防病治疗、强身健体、延缓衰老的目的。但需因证、因时、因人、因地而用膳，应视具体人和病情而选定合适之法，切不可滥用，也需要注意药膳的配伍禁忌。为了保持药材与食物的原汁原味，药膳的烹调大多以炖、蒸、煮为主，有的为了改善食物口感，可用到烧、焖、烩、卤等技艺，形式亦可多种多样。

（一）冬虫夏草

1. 选购

1）正品辨认　冬虫夏草简称虫草，本品虫体形似蚕，子座（苗）从虫体头部抽出。子座呈细长圆柱形，上部稍膨大，长 4~7 cm，直径约 0.3 cm，表面深棕色至棕褐色，质柔韧，断面类为白色。虫体黄棕色，长 3~5 cm，直径 0.3~0.8 cm，有多数环节，足 8 对，中部 4 对较明显；质脆，易折断，断面较平坦，色淡黄白，气微腥，味微苦。以虫体色泽黄亮、丰满肥大、断面黄白色、子座（苗）短小者为佳（冬虫夏草正品见彩图 1）。

2）伪劣品识别

（1）劣品：冬虫夏草由于存放保管不当等原因，造成原本优质的冬虫夏草发黑，变质，经过人为的处理后再出售（冬虫夏草劣品见彩图 2）。

（2）亚香棒虫草：冬虫夏草的常见伪品，子座柄（虫体头部冒出地面的苗）多弯曲，有纵皱或棱（亚香棒虫草见彩图 3）。

（3）古尼虫草：冬虫夏草的常见伪品。主要鉴别点：①虫体较硬，手指压无韧性；②子座（地上苗）非单生，常见有分叉；③子座从虫体头部抽出，但不完全包着头部，可见左右两个红色尖锐的口齿；④气较浓、难闻，无正品所具有的特殊气味（古尼虫草见彩图 4）。

（4）蛹虫草：冬虫夏草伪品，较常见，子座（苗）从虫体头部抽出，不完全单生，上部呈靴形或棒状，可见左右两个红色尖锐的口齿（蛹虫草见彩图5）。

3）地方品识别　凉山虫草见《四川省中药材标准（2010年版）》，虫体外形似蚕，较粗，稍弯曲，长2.5~5.0 cm，直径0.5~0.9 cm，外表黑褐色或棕褐色，子座（苗）细长，圆柱形，多单生，长10~30 cm，直径1.5~2.5 mm，黑褐色，有纵棱，质脆易断（凉山虫草见彩图6）。

4）混淆品　凉山雷波虫草，虫体较长，环纹较密，黄褐色或黑褐色，因子座（苗）很细极易断，常常只见虫体，本品不能用（凉山雷波虫草彩图7）。

2. 功能

补肺固表，补肾益精。

3. 食用方法

虫草蒸鸭

[原料]

虫草6 g，老雄鸭1只，料酒、姜片、大葱段、胡椒粉、食用盐适量。

[制法]

①老雄鸭宰杀去毛洗净，除去内脏，加料酒码20分钟。

②清水适量，放入姜片、大葱段及鸭子，烧开3分钟，捞出鸭子。

③鸭腹内填入虫草、姜片、大葱段，撒食用盐、胡椒粉少许，缝合鸭腹，放入蒸锅，蒸90分钟即可。

[功效及点评]

冬虫夏草，味甘，性温；归肺、肾经；具有补肺肾、益虚损、止咳嗽、养精气之功；主治肺虚咳喘，劳嗽痰血，自汗盗汗，肾亏阳痿、遗精，腰膝酸痛。《本草从新》：甘平，保肺益肾，补精髓，止血化痰，已劳嗽。《药性考》：秘精益气，专补命门。临床上有用于治疗慢性肝炎、高血压病以及变态反应性鼻炎的报道。外感有表邪者慎用。

现代药理学研究证明，冬虫夏草对免疫功能具有增强或减弱的双相调节作用，并对肿瘤有直接或间接抗癌作用；可保护心肌，降血压、抗心律失常，和黄芪合用能改善冠心病、高心病患者左室舒张功能和血脂；能减轻肾脏的病理改变，促进肾组织的修复；对实验性肝损伤有保护作用，对肝纤维化有防治作用；改善肺组织病理形态学、肺功能；有雄激素样和抗雌激素样作用，可提高腺嘌呤所致"肾阳虚"模型小鼠的生殖功能；抗菌、抗病毒；能缓解疲劳、抗自由基、延缓衰老等。

鸭肉，味甘、微咸，性平；归肺、脾、肾经；具有补气滋阴、利水消肿之功；主治虚劳骨蒸，咳嗽，水肿等。《医林纂要》：鸭（肉）能泻肾中之积水妄热，行脉中之邪湿痰沫，故治劳热骨蒸之真阴有亏，以至邪湿之生热者，其长固在于滋阴行水也。去劳热，故治咳嗽，亦治热痢。外感未清、脾虚便溏、肠风下血者禁食。

民间认为鸭是"补虚劳圣药"，还把鸭肉视为肺结核患者进食的上品。鸭肉营养丰富，含有蛋白质、脂肪、碳水化合物和钙、磷、铁、硫胺素、核黄素、烟酸等多种营养素，其中含有的不饱和脂肪酸和低碳饱和脂肪酸，可避免因过多进食饱和脂肪酸所导致的心脑血管疾病，预防动脉粥样硬化。

[食用结语]

冬虫夏草是一种传统的名贵滋补中药材，其药性温和，为平补阴阳之品。病后体虚不复或自汗畏寒者，可与鸡、鸭、猪肉等炖服，有补肾固本、补肺益卫之功。本道虫草蒸鸭药膳是四川的特色名菜，体质虚弱之人均可食用，但外感有表邪者慎服。需注意的是老鸭翅尖、尾翘及头部有含重金属和致癌物的风险，且鸭脖的淋巴腺体较集中，所以制作时应尽量一并去掉。

虫草炖花胶

[原料]

进口花胶（或国产花胶）100 g，虫草 5 g，枸杞子 10 g，料酒适量。

[制法]

①取花胶用冷水浸泡一夜，或沸水煮约 50 分钟捞出，加料酒适量码 20 分钟。

②将虫草、枸杞子和备用花胶放入汤锅，加水适量，烧开后转小火，煲 150 分钟即成。

[功效及点评]

花胶即鱼肚、鱼鳔，是黄鱼属大、小黄鱼等各类鱼鳔的干制品，属于"海味八珍"之一。花胶味甘，性平；归肾、肝经；具有补肾、养血、止血、消肿之功；主治肾虚遗精、滑精，滑胎，痈肿，痔疮等证。《本草汇言》：鱼胶，暖子脏，益精道之药也。善种子安胎，生精补肾，治妇人临产艰涩不下，及产后一切血崩溃乱，血晕风搐。胃呆痰多者禁服。

花胶味鲜美，含胶原蛋白、不饱和脂肪酸及钙、锌、铁、硒等多种营养元素，是高蛋白低脂肪食品，也是女性补充胶原蛋白的最佳选择。此外花胶还能增强胃肠的消化吸收功能，提高食欲；增强体力，消除疲劳。在我国沿海，"花胶孕妇月子汤"用于催乳，能滋补养生、康复养颜，是孕妇、产妇食用之佳品。

枸杞子，味甘，性平；归肝、肾、肺经；具有滋补肝肾、益精名目之功；主治肝肾亏损，头晕目眩，目视不清，腰膝酸软，阳痿遗精，虚劳咳嗽，消渴引饮。《药性论》：补益精，诸不足，易颜色，变白，明目，安神，令人长寿。枸杞子能调节免疫功能，延缓衰老，抗肿瘤，降血脂、血糖、血压，保肝，对男性不育症具有一定疗效。脾虚便溏者慎服。

[食用结语]

虫草炖花胶制作简单，味鲜香，不但含有丰富的蛋白质、胶质，还可以滋阴固肾，消除疲劳，是秋冬季养生食疗之佳品。

虫草枸杞蒸蛋

[原料]

虫草 2 g，枸杞子 3 g，鸡蛋 1 个，亚麻油适量。

[制法]

①将虫草打粉，备用。

②取鸡蛋打破置碗中，加温水适量调和，放入虫草粉、枸杞子，放入蒸格，蒸 6 分钟。

③取出，滴加亚麻油数滴即成。

[功效及点评]

鸡蛋味甘，性平；具有滋阴润燥、养血安胎之功；主治燥咳声嘶，目赤咽痛，虚人羸弱，小儿疳痢，胎动不安。《本草汇言》：益气养血，清火清毒。但其性凝滞，故脾胃虚寒、积滞未清者慎食，且不可多食。

鸡蛋在《神农本草经》中称"鸡子"，鸡蛋清称"鸡子白"，蛋黄称"鸡子黄"，蛋黄富含钙、磷、铁、维生素A、维生素B$_1$、维生素B$_2$、卵磷脂、亚麻酸、亚油酸、叶黄素及少量胡萝卜素，能强身健脑，调血脂。且鸡蛋的蛋白质具有完全蛋白质的特殊性，易于吸收，老弱病孕均可食用。

亚麻油，其主要成分为 α−亚麻酸，亚麻酸属 ω−3 系列多不饱和脂肪酸，是构成人体组织细胞的主要成分，是人体的生命核心物质，被称作"神奇的保健油"。人体一旦长期缺乏 α−亚麻酸，将会导致视觉器官和脑功能衰退，出现如健忘、疲劳、视力减退、阿尔茨海默病，可能导致动脉粥样硬化及高血压发生率上升。婴幼儿、青少年缺乏 α−亚麻酸，会严重影响其智力的正常发育。

[食用结语]

营养丰富的虫草枸杞蒸蛋制作简单方便，味鲜香，口感嫩滑，且本药膳内有枸杞子，可改善眼疲劳，特别适合中老年人防治老花眼。以早晨空腹服为佳，不宜多食。感冒、患高热、腹泻、胆囊炎及胆结石的人群应忌食。

4. 本草记载及趣闻

据载，冬虫夏草与人参、鹿茸被列为中国"三大补药"。自古就有"宁要虫草一把，不要金玉满车"的高度赞誉。冬虫夏草入药，始载于《本草从新》。相传，武则天晚年多病，久治疗效甚微，御膳房给武则天做了一道虫草炖全鸭，其气味鲜美可人，既能佐食，又能治病，让武则天老而不衰。自此，虫草炖全鸭就成了宫廷御膳，但经历 1 400 多年至今，已成为老百姓喜爱的滋补佳品。

（二）燕窝

1. 选购

1）正品辨认　成类半月形，凹陷如舟状，长 6.5~10 cm，宽 3~5 cm，重 6~15 g，附着于岩石的一面较平，另一面较隆起，细致；巢内面较粗糙，呈丝瓜络样；质硬脆，断面微似角质；气微腥，味微咸，久置亦无异常气味。商品燕窝规格有：

（1）白燕：又名"官燕"，为初筑之巢，色洁白，偶带少数绒羽，品质最佳（白燕见彩图 8）。

（2）血燕：含有赤褐的血丝（血燕见彩图 9）。

（3）毛燕：色灰，内有较多的灰黑羽毛，质量较次（毛燕见彩图 10）。

另外，按其性状与破损情况，商品燕窝又分为燕盏、燕条、燕丝、燕饼、燕碎、洞燕等（洞燕见彩图 11）。

2）伪品识别

（1）血燕伪品，曾充斥市场，大多数是用白燕窝经加工制成，以提升价格。入水浸泡后，水易成红色（血燕伪品见彩图 12）。

（2）商人为增加白燕重量，多用阿拉伯胶兑水涂上晾干，此类伪品质较绵软，遇水粘手。

2. 功能

养阴润燥，益气补中，化痰止咳。

3. 食用方法

冰糖燕窝羹

[原料]

燕窝，每份 3~6 g（1 朵），枸杞子数粒，冰糖适量。

[制法]

①燕窝经蒸、泡发，去除残留的羽毛、残渣，再经炖煮20分钟备用。

②取备用燕窝，放入蒸碗，加水和冰糖适量，摆好枸杞子。

③将放好食材的燕窝炖盅隔水炖30分钟即成。

[功效及点评]

燕窝，味甘，性平；归肺、胃、肾经。《本草再新》：大补元气、润肺滋阴，治虚劳咳嗽，咯血，吐血，引火归原，润肠开胃。《中国动物药》：治久病虚损，肺结核，咳嗽，痰喘，久痢，久疟，噎膈反胃。湿痰停滞及有表邪者慎服。另外，服用燕窝类药膳时不宜与酸性及辛辣之品同时食用，以免降低疗效。且脾胃虚弱者、对蛋白质过敏者、外感者、不满半岁的婴儿均不宜服用该类药膳。

药理学研究表明其能抗病毒，且抗病毒谱宽，包括部分流感病毒；能降压，尤其是特异性降舒张期血压；还能增强免疫功能。燕窝含有多种蛋白质、表皮生长因子及钙、磷、铁、钠、钾等矿物质元素。表皮生长因子具有非常重要的美肤功能，能促进表皮组织生长，能对受损皮肤进行修复，被誉为"美容基因"。

冰糖，补中和胃，润肺止咳，主治脾胃气虚，肺燥咳嗽，或痰中带血。《本草纲目》：润心肺燥热，治嗽消痰，解酒和中，助脾气，缓肝气。

[食用结语]

《本草逢原》：以之调补虚劳，咳吐红痰，每兼冰糖煮食，往往获效。二味相合，共奏补肺养阴、镇咳止血之功。冰糖燕窝羹是一道宫廷御膳珍品，用料和做法简单易行，且功效显著。本药膳为滋补品，口味较甜，糖尿病患者服用时宜去冰糖，以早上空腹食用疗效最佳。

燕窝大枣栗子粥

[原料]

燕窝 3 g，板栗（仁）20 g，大枣 10 g，小米 80 g，冰糖、芝麻油适量。

[制法]

①取板栗仁煮熟后沥水，将熟板栗仁压制成泥，小米熬粥备用。

②取燕窝（经泡发），加冰糖、水适量，烧开后放入大枣，小火熬30分钟成羹，把板栗泥、小米粥一起倒入锅内，加入少许芝麻油和匀即可。

[功效及点评]

板栗（仁），《千金方》称栗子，味甘、微咸，性平；归脾、肾经；具有益气健脾、补肾强筋、活血止血之功效；主治脾虚泄泻，反胃呕吐，脚膝酸软，跌打肿痛，衄血，便血。

《食物中药与便方》中提到，每日早晚各生食栗子 1~2 颗，可治肾虚、腰脚无力，老年肾亏，小便频数。《名医别录》：主益气，厚肠胃，补肾气，令人耐饥。《本草纲目》：风干之栗，胜于日曝，而火煨油炒，胜于煮蒸，仍须细嚼，连液吞咽则有益，若顿食至饱，反致伤脾矣。

板栗营养丰富，含糖类、蛋白质、不饱和脂肪酸、多种维生素和铁、镁、磷、铜等元素，对高血压、冠心病、动脉硬化、骨质疏松等疾病具有较好的调养作用，食补两宜。

[食用结语]

此道药膳补脾胃，益气，强筋健骨，延缓衰老，养颜，不失为一道长寿粥，注意食积停滞、脘腹胀满痞闷者禁服板栗（仁），糖尿病患者须去掉冰糖，控制食量。

燕窝虫草雪耳汤

[原料]

燕窝6g，冬虫夏草粉2g，雪耳（银耳）3g，蜜百部20g，冰糖适量。

[制法]

①取蜜百部加水500 ml熬20分钟去渣留煎液。

②取燕窝、雪耳加水浸泡一夜捞出，与蜜百部煎液入锅用小火煨90分钟成羹。

③取燕窝银耳羹加入冬虫夏草粉、冰糖、水适量烧开即成。

[功效及点评]

百部味苦、微甘，性微温；归肺经；能润肺止咳，用于新久咳嗽、百日咳、肺痨咳嗽等。《本草汇言》：清痰利气，治骨蒸劳嗽之圣药也。蜜制后的百部润肺止咳功效倍增。百部具有镇咳、祛痰平喘、抗病原微生物、抗寄生虫、杀昆虫等作用。

[食用结语]

燕窝、虫草、雪耳均入肺、肾经，是补肾益肺、止咳平喘、和血养颜之佳品。历代医家把燕窝称为"补虚理痨之圣药"，合蜜百部则治肺结核之力胜，结核病人宜常服。食积停滞、脘腹胀满痞闷者禁用。糖尿病患者不用冰糖。

4. 本草记载及趣闻

据史料载，郑和是中国第一个吃燕窝的人，此后，便将燕窝进贡朝廷。自唐代起，燕窝已实属宫廷御膳珍品，其中，冰糖燕窝粥被视为珍馐。说起唐代的故事，自然得提及杨贵妃，杨贵妃肤质细嫩、婀娜多姿，不因岁月流逝而减容。其保养秘诀之一，与她长期进食燕窝有关。

（三）海参

1. 选购

1）正品辨认　海参分灰刺参、绿刺参、花刺参及光参，均为除去内脏的干燥全体。我国海参主要分布于辽宁、河北、山东沿岸浅海，现已有人工繁殖。市售最常见的是灰刺参，灰刺参较光参质优，价格相距甚大。按照海参加工工艺区别，又分淡干、盐干、糖干、真空冷冻干燥等，并以淡干品质最佳（海参淡干见彩图13，海参糖干见彩图14，海参盐干见彩图15）。

（1）灰刺参：体型饱满圆滑，呈圆柱形，通常长20~40 cm。背部有4~6行圆锥形大小长短不等的肉刺，腹部有大量密集的管足，排列成不规则的纵带。口偏于腹部，其周围具螅状触手20个，后端为肛门。

（2）刺海参：经水泡发后，以个大、肉厚，摔下回弹，产地称"会跳舞"的海参最好。

（3）绿刺参：体呈四方柱形，通常长30 cm。

（4）花刺参：稍呈四方形，一般长40 cm，最长可达95 cm。

2）不合格品识别　鲜活海参有不合格品在上游出现（育苗、养殖、运输环节），如暂养环节水中有硝基呋喃类等禁用药物；盐干、糖干海参口感重，手握法可让糖干海参明显变软而有黏稠感，水发膨胀系数差，摔下回弹差或不回弹，劣质品肉质薄，或有异臭气味，需到正规大店购买，避免误购。

2. 功能

补肾益精，养血润燥，止血。

3. 食用方法

葱爆海参

[原料]

水发海参数个，大葱段、生姜片、大蒜片、生抽、菜籽油、料酒、白砂糖、水淀粉、蚝油、芝麻油、高汤（猪的棒子骨和香菇熬汤）适量。

[制法]

①取水发海参顺切成条备用。

②菜籽油烧至四成热，下生姜片、大蒜片煸出香气，放海参条、料酒、蚝油、生抽、高汤适量，用小火烧3分钟，放入大葱段爆炒，加白砂糖、芝麻油少许，勾薄芡翻炒几下熄火。

[功效及点评]

海参，味甘、咸，性平；归肾、肺经。《本草从新》：补肾益精，壮阳疗痿。《医林纂要》：补心益肾，健阳，润燥，调经，养胎，利产。主治精血亏损，虚弱劳怯，阳痿，梦遗，小便频数，肠燥便秘，肺虚咳嗽咯血，肠风便血，外伤出血。脾虚不运，外邪未尽者禁服。小孩少食，1天不超过1个为宜。

海参属于高蛋白、低脂肪、低胆固醇食物，含有多种人体所需的微量元素。海参能提高机体免疫力，抗肿瘤，抗凝血，抗放射性损伤，抑制多种霉菌，美容驻颜，延缓性腺衰老。

海参含有的 DHA，是大脑必需的营养素，能增强记忆与思维能力，提高智力发育指数及心理承受力。DHA 还能阻止胆固醇在血管壁上沉淀，预防动脉粥样硬化及冠心病。

干海参泡发方法如下：①取干海参适量，经自来水冲洗后，放入清水，浸泡 24~36 小时，中间换水 3~4 次，至软；②去掉海参沙嘴，剪断内筋，清水冲洗；③放入沸水，中火煮约 40 分钟，焖 30 分钟；④取出，放入纯净凉水中继续浸泡 36~48 小时，换水 3~4 次，至用手能捏透，有肉质感（若较硬，返入锅中再煮、再焖）；⑤取出，用保鲜袋分散装袋存入冰箱中冷冻储藏备用。注意全过程绝对不沾油，勤换水，否则，海参易化皮变质。

[食用结语]

本品为鲁菜中最具代表性的招牌菜，曾誉满京城，在明代已是皇家御膳。口味咸鲜，清鲜可口，且富有营养。用此药膳时，还会使人感觉在尊享源于"前寒武纪"时的海洋生物的美味。由于海参在酸性条件下，胶原蛋白的空间结构会发生变化，肉质凝集而紧缩，不仅让鲜味失色，而且还影响营养和消化，所以烹饪时，切忌放醋，也不能和含鞣质的果蔬同食（如柿子、青果与菠菜等涩口的食物）。

虾仁烧海参

[原料]

水发海参 200 g，鲜虾仁 80 g，鸡胸肉 70 g，火腿 50 g，西蓝花50 g，鸡精、料酒、食用盐、菜籽油、姜汁、葱末、芝麻油、淀粉、高汤适量。

[制法]

①取鲜虾仁洗净，鸡胸肉切片，分别装入盘内加料酒、食用盐、姜汁、葱末、鸡精、淀粉适量，拌匀上浆。

②将制备的鲜虾仁、鸡胸肉片分别在烧至四成热的食用油中滑散至熟，用漏勺捞出备用。

③水发海参切成条、火腿切片、西蓝花掰成中朵备用。

④放菜籽油适量至四成热，下海参条、火腿片、鲜虾仁、鸡胸肉片、西蓝花、料酒、姜汁、鸡精和高汤烧开4分钟，调定口味后用湿淀粉勾芡翻炒，出锅盛盘。

[功效及点评]

虾仁，味甘、咸，性温。《中国药用动物志》：有补肾壮阳，滋阴，镇静功能。主治阳痿，筋骨疼痛，手足搐搦，神经衰弱，皮肤瘙痒等症。民间还有"男宜吃虾，女宜吃蟹"之说。

西蓝花有一定的防癌、抗癌的功效。这与西蓝花含有硫葡萄糖苷以及能给人补充较多的硒、维生素C和丰富的胡萝卜素有关，它能抑制癌前病变细胞形成，并能抑制癌细胞生长。

[食用结语]

虾仁烧海参是一道家常菜，色泽美观，咸香鲜美，营养滋补，能补肾益精，补气养血，尤宜于精血亏虚，肾虚阳痿，小便频数者以及女子阴虚血亏者食用。湿热泻痢、痈肿热痛、疥癣瘙痒者及有红斑狼疮家族史者不宜吃虾，应慎食用。

海参双耳粥

[原料]

水发海参1个，水发黑、白木耳各10g，粳米100g，油酥黄豆1小碟，黑芝麻油、香葱末、食用盐、白砂糖适量。

[制法]

①洗净水发海参，切成指尖大小块；黑、白木耳除去杂质，切碎，备用。

②粳米淘洗后热水下锅稍加搅拌，煮至半熟下海参、木耳，略加搅拌和匀，烧开后，转入小火熬制至熟。

③起锅前加入食用盐、白砂糖、黑芝麻油适量和匀，盛入小碗后撒上香葱末、油酥黄豆少许供食。

[功效及点评]

木耳，味甘，性平；归肺、脾、大肠、肝经；具有补益气血、润肺止咳、止血之功。《随息居饮食谱》：补气耐饥，活血。治跌仆伤。凡崩淋血痢、痔患肠风，常食可疗。虚寒溏泄者慎服。

黑木耳不但肉质细腻，脆滑爽口，而且营养丰富，含有蛋白质、脂肪、碳水化合物和多种维生素与无机盐，被誉为"素中之荤"。药理实验表明，黑木耳具有抗凝血、降血糖、降血脂、促进胃溃疡愈合及延缓衰老等作用。但黑木耳抗受精卵着床和抗早孕效果明显，故备孕者禁用。

[食用结语]

这是一道清肠胃、营养丰富的粥食，取材于天然。"三高"患者适量长期服用，可缓解血管硬化、降压、预防眼底出血。糖尿病患者不用白砂糖调味。

4. 本草记载及趣闻

海参，距今已有 6 亿多年的历史，有"海洋活化石"之称。其味鲜美，确实具有其他食材无法取代的营养补益优势。海参与人参、燕窝、鱼翅、鲍鱼等齐名，是著名的"海味八珍"之一。其食用历史悠久，早已成为一种饮食文化。海参始载于《食物本草》，它在明代则已成为皇家宫廷的御膳，朱元璋就喜食海参。乾隆当年的御膳"全家福"，其中被日后鲁菜推向经典之作的"葱爆海参"流传至今，久负盛名。

（四）紫菜与海苔

1. 选购

1）**正品辨认**　紫菜是多基源品种，目前，中药文献记载有 5 个种，北方以条斑紫菜为主，南方以坛紫菜为主。海苔是条斑紫菜经过精加工后制成。按加工方法与是否加入食用盐、味精等作料的不同，又分为干海苔（又称原味海苔）、烤海苔、调味海苔（又称即食海苔）等。

紫菜，干后呈紫色、绿紫色或黑紫色，以表面光滑，且有光泽，有鲜香气味，干而质轻（水分不超过 9%），不破碎、成饼状者为上。

海苔，是经烘烤后的熟食品，片极薄、气香、质脆、入口化渣，色紫绿为上（海苔见彩图 16）。

2）**伪品识别**　紫菜的伪品，通常用海藻或海菜加工染色做成，经水浸泡试验，水成紫红色或麦绿色是假，水不变色是真；水煮后，紫菜汤仅成淡绿色是真，汤是紫色而紫菜无色是假；经火烤，优质紫菜为绿色，变黄则是劣质紫菜；再经水浸泡展开对比识别辨认，紫菜、海苔的形态特征与海藻、海菜不同，一见便知。

2. 功能

化痰软坚，利咽，止咳，清热除烦，利水除湿。

3.食用方法

虾皮紫菜蛋花汤

[原料]

紫菜20 g，虾皮15 g，鸡蛋1个，菜籽油、芝麻油、姜末、葱花、胡椒粉、食用盐适量。

[制法]

①鸡蛋磕破入碗，加清水少许调散备用。

②取菜籽油烧热至五成，加入姜末煸香，倒入虾皮稍加翻炒，加水适量烧开，放入紫菜，胡椒粉、食用盐少许调味，把调好的鸡蛋绕汤面缓缓倒入搅匀烧开。

③放芝麻油、葱花适量起锅。

[功效及点评]

紫菜，味甘、咸，性寒；归肺、脾、膀胱经。《随息居饮食谱》：和血养心，清烦涤热。治不寐，利咽喉，除脚气瘿瘤，主时行泻痢，析酲开胃。另外《食疗本草》：多食胀气，故以适度为宜。

紫菜富含18种氨基酸，维生素B族、维生素C、胡萝卜素、叶黄素、胆碱及碘、钙、磷、铁等多种营养元素。紫菜为防癌抗癌、防治甲状腺病及降血糖的天然食品；紫菜富含的胆碱（被誉为人体"营养核心物质"之一），能促进脑发育、增强记忆，预防老年性痴呆；胆碱能促进白细胞生长，以弥补因各种原因引起的白细胞减少症（如化疗）；胆碱能分解体内毒素，通过肝肾处理后排出体外，以减轻皮肤色素沉着，养颜美容。紫菜富含钙，可促进骨骼、牙齿的生长。紫菜和海苔，实属低脂肪、低热量、高膳食纤维的健康食品。

　　虾皮味甘，性微温，归肝、胃、肾经。《中药大辞典》：补肾壮阳，通乳，托毒。主治肾虚阳痿，产妇乳少，麻疹透发不畅，阴疽，恶核，丹毒，臁疮。虾皮中蛋白质及铁、钙、磷的含量很丰富。虾皮素有"钙库"之称。另外，虾皮中含有的虾青素是一种抗氧化剂，又叫超级维生素 E。

[食用结语]

虾皮紫菜蛋花汤是一道制作简单、味鲜可口的快手汤。长期食用，既能降血脂、补钙，又能祛斑美容。"即食海苔"因放食用盐、味精较重，一次食用以不超过 50 g 为宜，高血压患者须少吃。

海苔阿胶肉末粥

[原料]

粳米 100 g，海苔 30 g，瘦肉末 50 g，鲜黄玉米 20 g，阿胶 18 g，嫩肉粉、鲜姜末、香葱花、生抽、食用盐适量。

[制法]

①将阿胶砸碎放入碗中，鲜开水溶化备用。

②瘦肉末加入食用盐少许、嫩肉粉、鲜姜末、生抽适量拌匀，在油锅中煸 2 分钟备用。

③粳米淘净沥干和鲜黄玉米下锅，加入温水，煮至近熟时放入煸好的瘦肉末、海苔，用小火熬至熟时，绕锅缓缓倒入备用的阿胶，再煮 2 分钟至稀粥黏稠熄火，放入香葱花搅匀即可。

[功效及点评]

玉米，味甘，性平；归胃、大肠经；具有开胃、利尿之功；主治食欲不振，小便不利，水肿，消渴，尿路结石。《医林纂要》：益肺宁心。《滇南本草图说》：调胃和中，祛湿，散火清热。《药性切用》：久食则助湿损胃。鲜者助湿生虫，尤不宜多食。玉米含玉米黄素，玉米黄素与叶黄素是构成人眼视网膜黄斑区域的主要色素，而这两种元素又是人体无法制造的，如果缺乏可能会造成失明。另外，玉米还具有降血糖、降血脂、抗氧化、延缓衰老的作用。

[食用结语]

本药粥能补血补气、美容养颜，一般人群皆宜食用。但阿胶性滋腻，不宜连续服用，且脾胃虚弱、消化不良者不宜选用。熬制药粥最好选用砂锅，避免因用金属锅煎熬所引起的一些不良的化学反应。

紫菜番茄蛋花汤

[原料]

紫菜20 g，番茄1个，鸡蛋1个，葱花、香油、食用盐适量。

[制法]

①番茄去皮切块，紫菜撕碎，鸡蛋磕开加入适量清水调匀备用。

②锅内放水约500 ml，烧至起鱼泡时放香油适量，再下番茄、紫菜烧开，随即绕汤面缓缓倒入备好的蛋液（起锅时间要快，蛋花变老口感会变差），放食用盐、葱花适量，搅匀起锅。

[功效及点评]

　　番茄，《食物中药与便方》：酸、平、微甘，无毒。清热解毒，凉血平肝。番茄富含番茄红素，番茄红素是强效抗氧化剂，能预防诸多肿瘤，如肺、前列腺、胃、胰、结直肠、食管、口腔、乳腺、肝、膀胱、宫颈等部位肿瘤，番茄红素对于子宫、乳腺、肺癌细胞的增殖抑制作用远大于 α－胡萝卜素、β－胡萝卜素，能降低血中胆固醇含量，预防动脉粥样硬化，预防心脏病和糖尿病，能调节免疫功能、改善消化功能。番茄同食用油一起加热后食用才能达到番茄红素的最佳效用。

　　要特别注意的是，未成熟的青番茄含毒性成分——龙葵碱，生吃会导致严重中毒，甚至致人死亡；成熟的番茄含有丰富的维生素C，忌与含有维生素C分解酶的果品、蔬菜同时食用（如青瓜、黄瓜）；生吃番茄不能同时服用的药物有：肝素、双香豆素（具有抗凝作用的药物）和新斯的明、加兰他敏（用于重症肌无力的药物）。

[食用结语]

本品是一道老少皆宜的快手汤，很适合作为早餐给孩子们食用，搭配米饭、包子、烧饼，都是很好的选择，既营养又美味。

4. 本草记载及趣闻

据文献记载，在汉代前紫菜已经被广为食用，被视为珍贵的海味之一。日本、韩国是海苔消费大国，食用品类繁多，分日式海苔和韩式海苔，前者口味香而较甜，后者香而偏咸。另外，我国台湾、泰国等也广泛食用。

（五）银耳

1. 选购

1）正品辨认　银耳，属于真菌类，子实体由数至 10 余片薄而多皱褶的瓣片组成，呈菊花形、牡丹花形或绣球形，白色或类黄色，有光泽，基蒂黄褐色。银耳干后收缩，角质，硬而脆。入水浸泡即膨胀，有胶质。气微，味淡。以瓣片较厚，基蒂较小质干，疏松，显淡黄色，有光泽，水浸泡膨胀系数大者为佳（银耳见彩图 17）。

2）劣质品识别　"洁白"者经硫黄熏过，有二氧化硫刺鼻的气味，或劣质品经增光剂加工，被称作"毒银耳"；次品耳片色黄或焦黄，或有斑点，基蒂较大，朵僵结不疏松，有烂耳、僵块、杂质，膨胀率低，受潮者有酸味、霉臭、异味。

2. 功能

滋阴生津，润肺养胃。

3. 食用方法

银耳莲子百合羹

[原料]

银耳 20 g，白莲米 10 g，百合 10 g，冰糖适量。

[制法]

①取白莲米、百合分别淘洗，浸泡 6 小时至质软，将白莲米分成两瓣，去除莲心，淘洗入锅，加入适量温水烧开，转中火煮 60 分钟后关火焖 30 分钟捞出备用。

②取银耳，用温水浸泡一夜（鲜品省去浸泡），选去基蒂等处的硬结

渣质，随后将其撕成小瓣淘洗，一次性加够温水，约 1 000 ml，烧开后转入小火熬 2 小时，然后倒入备用的莲米、百合及冰糖，再次烧开转入小火熬 60 分钟至浓稠，焖 20 分钟即成。

[功效及点评]

　　银耳，味甘、淡，性平；主治虚劳咳嗽，肺燥干咳，津少口渴，病后体虚。《中国药用真菌》：银耳强精，补肾，滋阴，润肺，生津，止嗽，清热，润肠，益胃，补气，和血，强心，壮身，补脑，提神。治肺热咳嗽，肺燥干咳，产后虚弱，久咳喉痒，月经不调，肺热胃炎，大便秘结，大便下血，新久痢疾，雀斑。《本草再新》：润肺滋阴。风寒咳嗽者及湿热酿痰致咳者禁用。

　　银耳含有子实体多糖、银耳孢子多糖等多糖类成分及多种脂肪酸。其含有的多糖能降血脂、血糖，延长胰岛素在体内的作用时间，抗氧化，促进肝核糖核酸合成，抗凝、抗栓，抗辐射。银耳护肤润白养颜的效果与燕窝齐名。

　　白莲米即莲子味甘、涩，性平；归脾、肾、心经；具有补脾止泻、益肾固精之功；用于脾虚久泻，肾虚遗精、滑泄、小便不禁、妇人崩漏带下，心神不宁，惊悸，不眠。《神农本草经》：主补中，养神，益气力。久服轻身耐老，不饥延年。莲米含有丰富的不饱和脂肪酸，如亚油酸、亚麻酸。中满痞胀、大便燥结者禁服。

[食用结语]

　　银耳莲子百合羹制作方便，功效确切，民间食用历史悠久。四川通江银耳熬羹浓稠、润滑，口感宜人。此羹有较强的滋补强身功能，是传统的润肤养颜佳品，适用于慢性气管炎、肺心病、白细胞减少患者食疗。注意平素消化不良、大便燥结之人少食。

银耳大枣枸杞粥

[原料]

粳米 100 g，银耳 6 g，枸杞子 10 g，大枣 8 g，葱花、香油、蜂蜜适量。

[制法]

①银耳泡发一夜后去基蒂、洗净，加温水 1 000 ml，烧开后文火炖 3 小时，焖 30 分钟备用。

②取大枣洗净撕开，淘洗枸杞子备用。

③粳米淘净加温水适量，放入备用的大枣、枸杞子，烧开后转入中火熬制，8 分熟时，加备用的银耳羹，小火熬至熟时，挑出大枣果核与果皮，继续加热 2 分钟后熄火，加香油少许、蜂蜜适量，搅拌均匀后出锅，食用时撒上葱花即可。

[功效及点评]

蜂蜜，味甘，性平；归脾、胃、肺、大肠经；具有补中、止咳、润燥、解毒之功。《神农本草经》：主心腹邪气，诸惊痫痉，安五脏诸不足，益气补中，止痛解毒，除众病，和百药；久服强志轻身，不饥不老。痰湿内蕴、中满痞胀及大便不实者禁服。

蜂蜜含丰富的糖、维生素、氨基酸和酶等营养物质，如维生素 B_1、维生素 B_2、维生素 B_6、维生素 C、维生素 K、维生素 H，淀粉酶、转化酶、烟酸、胡萝卜素及钙、硫、磷、镁、钾、钠、碘等多种元素。蜂蜜不但是成年人较好的滋补品，而且能促进儿童生长发育，提高机体的抗病能力，但不宜多食。

[食用结语]

银耳大枣枸杞粥是一道滋补药膳，具有润肺补肾、提神益气、健脑嫩肤、缓解疲劳等功效，对体弱者如术后病人和产妇适宜，人群中属肝肾阴虚质群体亦可食用。本品口味甜，糖尿病患者尽量少食或不食。

银耳冰糖雪梨羹

[原料]

银耳 5 g，雪梨 1 个，冰糖 5 g。

[制法]

①银耳用水泡发一夜，去基蒂，洗净，加水烧开后转入文火熬至成羹备用。

②取雪梨洗净去皮、去果心，切块备用。

③锅中放水适量，一同放入备用的雪梨块、银耳羹、冰糖，熬 20 分钟即可。

[功效及点评]

雪梨，味甘、微酸，性凉；归肺、胃经；具有生津润燥、清热化痰之功；主治肺燥咳嗽，热病津伤烦渴，消渴。《本草图经》：咳嗽，热风，痰实，药多用之。《本草求真》：中风痰热。《开宝本草》：主中风不语，又疗伤寒热发，解石热气，惊邪，嗽，消渴，利小便。脾虚便溏、肺寒咳嗽及产妇慎服。

[食用结语]

银耳冰糖雪梨羹属于粤菜系列，养颜润肺，对于早期咳嗽的效果较好，秋季食用为佳。一次性不宜制作过多，适量食用。糖尿病患者、胃酸多者不宜。

4. 本草记载及趣闻

银耳食用历史悠久，久负盛名。作为滋补食品的银耳，从人工栽培到食用各个方面的研究、突破都始于中国，发展于中国。《本草问答》载：慈禧痢下，百医莫治，清朝太医唐荣川，为太后投以耳汤一剂，服后立愈。清朝侍女德龄所著《御香飘缈·御膳房》还特别提到四川通江银耳，曾被四川历代做官的人用作孝敬太后的一种贡品，其价值，可见一斑。

（六）鳄鱼肉

1. 选购

1）正品辨认 我国一级保护动物扬子鳄，属于濒危物种，不可食用。目前只有获得国家批准的单位才能养殖、经营。养殖鳄鱼品种较多，如凯门鳄、泰鳄、湾鳄等，人工养殖的鳄鱼可以食用。鳄鱼鲜肉肉质细嫩，无腥气，烫去鳞甲后，皮面呈青瓦色，覆瓦状凹凸不平。

鳄鱼肉干（干肉片）切的片较薄，肉质细而无半透明的筋膜，无腥气。

鳄鱼全身都是宝，分为鳄鱼肉、鳄鱼肝、鳄鱼心、鳄鱼尾胶、鳄鱼掌、鳄鱼血、鳄鱼脂肪、鳄鱼骨、鳄鱼皮等（鳄鱼肉见彩图 18，鳄鱼掌见彩图 19）。

2）伪品识别 常以蛇肉干和巨蜥蜴肉干充伪，均有浓烈的腥气，蛇肉有半透明的筋膜，巨蜥蜴肉肉质表面粗糙。选购时应以正规渠道为妥。

2. 功能

化瘀，消积，杀虫。

3. 食用方法

炆炖鳄鱼肉

[原料]

鳄鱼肉块（带皮鲜肉）500 g，薤白 30 g，白萝卜 300 g，番茄酱 1 瓶，蓝莓酱 1 瓶，料酒、橄榄油适量。

[制法]

①取鲜鳄鱼肉块放料酒码 20 分钟，焯水 2 分钟捞起备用。

②砂锅内注水适量，放入鳄鱼肉块、薤白、白萝卜（切块），加盖烧开转小火炖 90 分钟出锅装盘。

③橄榄油下锅烧至四成热，放番茄酱和蓝莓酱适量，烧制成汁，起锅浇入盘中，调味增色。

[功效及点评]

鳄鱼肉，味甘，性微寒；用于癥瘕、恶疮溃烂等。《医林纂要·药性》：用熬膏，溃坚拔毒，去瘀生肌。鳄鱼肉含有丰富的蛋白质、不饱和脂肪酸和微量元素，有补血固精及止咳、平喘的作用。孕妇禁用。

鳄鱼体内含有特殊的血红蛋白氨基酸链，使其血液携氧量是人和其他动物的 100 倍以上。鳄鱼血的抗癌研究应用受到国内外学者的高度重视。

薤白，味辛、苦，性温；归肺、心、胃、大肠经；具有理气宽胸、通阳散结之功；用于胸痹心痛彻背，胸脘痞闷，咳嗽痰多。《食疗本草》：通神，安魂魄，益气，续筋力，治妇人赤白带下。药理研究显示薤白具有抗动脉粥样硬化、抗氧化和抑制血小板聚集的作用。阴虚及发热者慎服。

[食用结语]

鳄鱼肉对治疗哮喘极为有益，此药膳宜冬季食用，可止咳、平喘。身体虚弱，经常伤风感冒，咳嗽久而不愈者，可以本品佐膳，且鳄鱼肉肉质鲜美，口感细嫩。

松茸鳄鱼肉片

[原料]

鲜松茸 60 g，鳄鱼鲜肉 200 g，鸡蛋 1 个，米酒、芡粉、白砂糖、食用油、食用盐、葱末、姜末、生抽、蚝油适量。

[制法]

①取鲜松茸迅速清洗干净、切片。

②鳄鱼鲜肉加料酒适量码 10 分钟，水开即下焯水 2 分钟捞出切薄片。

③鳄鱼肉片加米酒、白砂糖、食用盐、葱末、姜末、蚝油搅匀腌制 10 分钟。

④蛋清调散加水、芡粉调成薄芡，再把腌好的鳄鱼肉放入，手抓呈稀薄状。

⑤食用油略多，中火烧至三成热下备好的鳄鱼肉片，用筷子把肉片分散，炒至开始变色转为大火，放入松茸片，爆炒 3 分钟至熟起锅。

[功效及点评]

松茸，味甘，性平；具有利尿别浊之功。《滇南本草》：专治小便不通或不禁，可以分利水道，亦治五淋白浊，食之最良。《中国药用真菌》：强身，益肠胃，止痛，化痰理气。其具有独特的浓郁香味，是世界上珍稀名贵的天然药用菌。松茸含有松茸醇，维生素 B、维生素 C、维生素 D_2，羧基蛋白酶及蛋白质，其味鲜美，能健脑益智、抗辐射、抗细胞突变。据报道，松茸菌的抗癌作用达到 90% 以上，被誉为"蘑菇之王"。

米酒即醪糟中的液体部分，具有开胃提神、滋阴补肾之功，能去腥、膻气，是调味佳品；能与肉中的脂肪酯化，让食物增香增味；能促进血液循环，具有补血养颜、舒筋活络、养身健体之功效；米酒含有氨基酸、多种维生素及矿物质，能加速对自由基的清除，延缓组织器官的衰老。

[食用结语]

本道药膳中的松茸浓香、口感如鲍鱼，极润滑爽口，搭配鳄鱼肉片，不失为一道美味佳肴。在日本、韩国流行生吃松茸，但一定要新鲜，食用前可先冰镇一下，然后蘸酱油或芥末享用，但有出血倾向、痛风、反复发作性关节炎、肾损伤、肝硬化患者忌用。

小麦胚芽鳄鱼尾胶粥

[原料]

鳄鱼尾胶（即鳄鱼尾尖）300 g，小麦胚芽 200 g，橄榄油、蜂蜜、香葱末、芹菜末适量。

[制法]

①取鳄鱼尾胶洗净砍成小块，加料酒适量码 20 分钟。

②炖锅内放水适量，放入鳄鱼尾胶，大火烧开后转小火炖 90 分钟，撒入小麦胚芽，边撒边搅拌，加热至开，熄火。

③盛入碗后，加蜂蜜、橄榄油、香葱末、芹菜末适量供食用。

[功效及点评]

鳄鱼尾胶富含胶原蛋白，鳄鱼尾胶中的小分子鳄鱼胶原肽，能增强细胞活力，护肤养颜，增强皮肤弹性，减少皱纹。胶原蛋白之父布兰特博士指出：皮肤衰老过程，就是胶原蛋白流失的过程。胶原肽对皮肤具有超强渗透性，达到滋润皮肤的作用。

橄榄油，包含单不饱和脂肪酸，几千年来，深受地中海沿岸国家珍爱，西方称"液体黄金""植物油皇后"，具有美容、减肥、降血脂、降血糖、预防心血管系统疾病、保护肠胃等作用。地中海，成为世界三大疾病发病率最低的地区，即心血管系统疾病、肿瘤、阿尔茨海默病发病率极低，这与橄榄油神奇的保健功效密切相关。橄榄油用作拌凉菜，加热温度越高，营养成分破坏越厉害。

小麦胚芽，享有"植物燕窝"美誉，含有丰富的蛋白质和人体必需的 8 种氨基酸，小麦胚芽含有一种极为珍贵的天然物质维生素 E，澳洲人称小麦胚芽维生素 E 是青春营养品、肌肤维生素，西方许多国家称为"不老素"，也是国际公认的清除自由基最有效的天然抗氧化剂，能改善皮肤干燥、锁水、保湿，润泽肌肤，防止皮肤老化，防皱。小麦胚芽及其油，所含维生素 E，是植物油之冠。

[食用结语]

本道粥食是集动物和植物护肤养颜之长于一体的"养颜粥"。

4. 本草记载及趣闻

鳄鱼肉，其味鲜美，含丰富的优质蛋白和人体必需的氨基酸、多种不饱和脂肪酸、维生素和微量元素，是高蛋白质、低脂肪、低胆固醇的高级食品与营养品。在泰国，还专门开设"鳄鱼餐馆"。我国自夏代就开始食用鳄鱼肉，《本草纲目》称其为鼍龙，曰：南人珍其肉，以为嫁娶之敬。

2016 年 11 月 12 日百生康鳄鱼血抗肿瘤研究成果报告会在美国耶鲁大学举行，会议由耶鲁大学医学院博士后王琪主持并兼翻译。会议就开展的鳄鱼血对肝癌、胃癌、胰腺癌、乳腺癌、结肠癌的作用研究成果，即对上述 5 种癌细胞具有明显的抑制分裂和抑制转移作用作了生动的报告。

（七）川贝母

1. 选购

1）正品辨认　川贝母，近球形或长圆锥形，类白色至棕黄色。川贝母分为松贝、青贝、炉贝。

（1）松贝：呈圆锥形或近心形，颗粒最小，类白色；外层鳞叶二瓣，大瓣紧抱小瓣，呈"怀中抱"，底平，撒出后平稳向上，呈"观音坐莲"（松贝见彩图 20）。

（2）青贝：呈扁球形或圆锥形，颗粒较大，外层二瓣大小相近，顶端多开口；质地较松贝酥松（青贝见彩图 21）。

（3）炉贝：呈长圆锥形或马牙形，顶端多开口，颗粒较大，又称"马牙贝"，外表有黄棕色斑块，俗称"虎皮斑"（炉贝见彩图 22）。

商品规格把川贝母进一步分成若干等级。以松贝质量最佳，青贝次之，炉贝最次。均以质坚实，色白、粉性足，个完整不碎者为佳。

2）混淆品、伪品识别　平贝，主产于黑龙江、吉林、辽宁。平贝不是川贝，与川产川贝母外形特征相似，价格相差甚远。平贝的外形主要特点是：外层鳞叶 2 片肥厚、大小相近，中央小鳞叶多数；顶端略平或微凹。平贝为川贝母的混淆品（平贝母见彩图 23）。川贝母的伪品不具备正品的外形特征（川贝母伪品见彩图 24）。

2. 功能

止咳化痰，润肺散结。

3. 食用方法

川贝肺筋萝卜汤

[原料]

川贝母粉 2 g，大肺筋草 20 g，白萝卜（切片）100 g。

[制法]

①取大肺筋草、白萝卜片加清水 500 ml 熬水，烧开后转入小火熬 20 分钟，去渣留煎液。

②取川贝母粉 2 g，备用汤液 200 ml 冲服。

[功效及点评]

川贝母，味甘、苦，性微寒；归肺、心经；具有止咳化痰、润肺散结之功；用于肺虚久咳，虚劳咳嗽，燥热咳嗽，肺痈。《日华子本草》：消痰，润心肺。《名医别录》：疗腹中结实，心下满，洗洗恶风寒，目眩，项直，咳嗽上气，止烦热渴，出汗，安五脏，利骨髓。脾胃虚寒及寒痰、湿痰者慎服。中药配伍十八反中川贝忌与乌头合用，故用此类膳食需注意。

据研究，川贝母中含有的川贝母素等生物碱，有类似阿托品的作用，能扩张支气管平滑肌，解除平滑肌痉挛；能抑制金黄色葡萄球菌和大肠杆菌生长，还具有一定的降压作用。

大肺筋草，味甘、淡，性平；具有祛风化痰、活血调经之功，用于感冒，咳嗽，哮喘，月经不调。《天宝本草》：散风寒，化痰。治四时感冒，哮喘，咳嗽，脐风。《四川中药志（1960 年）》：清热润肺，行血通经。治风寒感冒咳嗽或虚咳，妇女经闭腰痛。

[食用结语]

此药膳民间常用，川贝母与大肺筋草均入肺经，二者合用，加入白萝卜理气，共奏调气理肺止咳之功。此汤适用于肺虚久咳，燥热咳嗽，咳嗽痰多、咽喉肿痛之人。

川贝冰糖蒸雪梨

[原料]

川贝母粉 2 g，雪梨 1 个，雪茶 5 g，冰糖 3 g。

[制法]

①洗净雪梨、削皮，果柄切成盖，掏核去心中空成坛状。

②装入冰糖、雪茶、川贝母粉，清水少许，用筷子调和，盖上梨子盖，用牙签斜插锁定。

③隔水蒸 20 分钟，取出即可食用。

[功效及点评]

雪茶载于《本草纲目拾遗》，味甘、苦，性凉；归肺、心经；具有清热生津、除烦安神之功；主治肺热咳嗽，阴虚潮热，热病烦渴，癫痫，失眠，目赤。

[食用结语]

本药膳口味甜中带点微苦，适量加入冰糖，其本身也入脾、肺二经，具有润肺止咳、补中和胃的作用，与川贝母、雪梨、雪茶搭配，能增强止咳化痰、润肺清燥之功。川贝母性寒，故风寒咳嗽、脘腹冷痛、脾虚便溏者及产妇忌食，糖尿病患者适量食用。

川贝蛤蚧西米羹

[原料]

川贝粉 3g，蛤蚧粉 1g，小西米 150g，蜂蜜、葱末适量。

[制法]

①放清水适量烧开，放入小西米，转小火，不停地用勺子搅拌（如需添水必须用开水），大约煮 15 分钟，米心可见小白点时熄火，焖几分钟，至小白点消失，说明已熟透。

②放入川贝母粉、蛤蚧粉和蜂蜜适量，搅拌和匀，盛用时可撒入葱末。

[功效及点评]

蛤蚧，味咸，性平；归肺、肾经；具有补肾益肺、定喘止嗽之功；主治肺肾两虚气喘，虚劳咳嗽，咯血，肾虚阳痿，遗精，小便频数，消渴，久嗽不愈。《本草纲目》：补肺气，益精血，定喘止嗽，疗肺痈消渴，助阳道。药理研究表明蛤蚧具有平喘、抗炎、免疫增强、延缓衰老等作用。外感风寒喘嗽及阴虚火旺者禁服。

西米，又称西谷米，有大小之分，效果一样，小西米又称珍珠西米，大西米又称弹丸西米，均具有健脾、补肺、化痰之功，是印度尼西亚的特产，西米羹深受人们的喜爱，尤其是女士。因为能让女士皮肤润泽。同时西米药用价值也很高，肺气虚、肺痿咳嗽和肺结核患者食用尤宜。

[食用结语]

本药膳主要适用于慢性支气管炎，属于肺肾两虚、虚劳咳嗽、久嗽不愈、气喘者食用为宜。西米甘甜，做成羹食，可调和川贝母及蛤蚧之味，宜长期佐膳食疗。糖尿病患者不宜吃西米、蜂蜜。

4. 本草记载及趣闻

川贝早在西周时代《诗经》就有了记载，《神农本草经》更明确地记载了川贝母的功效。川贝母中的珍珠贝是贝母的珍品。

（八）人参与高丽参

1. 选购

1）正品辨认　人参的商品规格很多。按生长环境与栽培环境分为野山参、林下参、园参，按加工方法不同分为生晒参、红参；同一基源（五加科人参属人参的根），在国内统称人参，产于朝鲜的称朝鲜人参，产于韩国的称高丽参。野山参、林下参、园参价格相差甚远，效力不同，用量不同，需注意识别。

（1）野山参（野生）：雁脖芦，主根粗短，二支根呈人字形分开，表面灰黄色，主根上部有细密的螺旋纹；根茎（称"芦头"）长有不定根（称"艼"）和圆形凹陷的茎痕（称"芦碗"）；须根较稀疏而细长，有明显的疣状突起（习称"珍珠疙瘩"）；具有特殊的参气。野山参的识别可归结为："芦长碗密枣核艼，紧皮细纹珍珠须"，芦碗一年一个，故以碗多条粗壮、气浓者为佳（野山参见彩图 25）。

（2）林下参：又称山参，属于野生环境生态中的培育种。五形全类（芦、艼、纹、体、须相衬），条子与野山参相似，主要特点是：有圆芦，须根较多，疣状突起不明显。商品以支重、艼帽与主根的形状等分为 8 个等级（林下参见彩图 26）。

（3）园参（栽培）：生晒参，属成片的栽培种。以条粗、完整、皮较细、淡黄白色、参气味浓者为佳（园参见彩图 27，人参片见彩图 28）。

（4）高丽参：产于韩国，又名别直参。根茎长柱状，上半部压制成类方形，表面红棕色，有光泽，芦碗（根茎上的下陷部分）大，略似碗状，下端参腿（支根）质坚硬，不易折断，断面平坦，红棕色，角质样，气特异，味微苦后甜（高丽参粉见彩图 29）。

2）伪品识别　不具备人参的形性特征，无特殊的"参气"。需要注意的是，民间迄今仍然有人误把商陆当人参、高丽参种植，误采、误用十分危险，商陆有毒，属于中药的泻下药，泻下作用峻猛，能引起剧烈腹痛和虚脱，商陆根横切面显同心环纹，俗称"罗盘纹"，是其显著特征。

2. 功能

大补元气，固脱，生津，安神。

3. 食用方法

人参当归乌鸡汤

[原料]

生晒参 1 支，乌骨鸡 1 只，当归 6 g，花椒、料酒、大葱、生姜适量。

[制法]

①乌骨鸡宰杀烫毛，去尽毛、甲、内脏，洗净加料酒码 20 分钟。

②取当归洗净，生晒参切斜片。

③乌骨鸡放入炖锅加水适量，放入当归、生晒参片和花椒、生姜、大葱适量，烧开后转小火，熬 60 分钟熄火即成。

[功效及点评]

人参，味甘、微苦，性微温；具有大补元气，固脱，生津，安神之功；主治气虚欲脱，气短，自汗，消渴，失眠，惊悸，健忘，阳痿，尿频等一切气虚津伤之证。实证、热证、湿热内盛及正气不虚者禁服。人参不宜与茶、白萝卜、莱菔子同用，否则会降低人参的功效。中药配伍禁忌中载有人参反藜芦，即人参不能和藜芦一起食用，否则会有毒副作用。为避免性早熟，不满16岁者忌用。

药理研究证明，人参能调节中枢神经系统，影响脑血流量和脑能量代谢；保护心血管系统；调节蛋白质、脂质及糖的代谢；兴奋垂体分泌促性腺激素；能提高机体免疫功能；减轻放疗、化疗的副作用；抑制肿瘤生长，对癌细胞有诱导凋亡杀灭的作用；清除自由基，延缓衰老。

[食用结语]

本道药膳能大补元气，滋补强壮，安神益智，美容养颜，延缓衰老。食用人参类药膳时需要注意结合自身的体质，勿过补。另外临床上因幽门螺杆菌感染引起的胃病患者，吃人参会降低治疗药效，不宜服用。

人参鲫鱼粥

[原料]

生晒参（细粉）5g，鲫鱼1条，大米100g，料酒、菜籽油、食用盐、芝麻油、香葱末适量。

[制法]

①鲫鱼去鳞甲，剖腹除去内脏、去腮、取鳍，加料酒码10分钟。

②锅加菜籽油烧至四成热，放鱼，稍煎后取出。

③将米淘洗下锅煮开，放入鲫鱼，中火熬至成粥，撒生晒参粉，放芝麻油、香葱末、食用盐适量，搅拌均匀即可。

[功效及点评]

鲫鱼，味甘，性平；具有健脾和胃、利水消肿、通血脉之功；主治脾胃虚弱，纳少反胃，产后乳汁不行，痢疾，便血，水肿等。《食疗本草》：平胃气，调中，益五脏，和莼作羹食良。其肉质细嫩，味甜美，含大量的铁、钙、磷等矿物质，蛋白质含量仅次于虾，易于消化吸收。

[食用结语]

鲫鱼粥是居家主妇们皆知的一道美味，本药膳加入人参，增强补虚之力，在品尝美味的同时，亦有治疗之效，且四季皆宜。对气虚质之脾气虚，纳少腹胀，便溏尤宜。对产后妇女来说可补虚下乳。《本草逢原》中记载食鲫鱼时不宜与厚朴同时服用。另外，外感邪盛者忌与砂糖同食。

高丽参核桃松露粥

[原料]

高丽参（细粉）5g，核桃仁50g，黑松露50g，鸡肝50g，分心木20g，粟米100g，食用盐、黑芝麻油适量。

[制法]

①取分心木放入锅内加水适量，熬25分钟去除杂质，留下煎液。

②核桃仁打浆，黑松露洗净切小丁，鸡肝洗净去除苦胆切丝。

③粟米下锅倾入分心木煎液，加水适量，加热至水开，倒入黑松露，

至开转入中火，近小米粥熟下核桃仁浆、鸡肝丝、高丽参粉，食用盐、黑芝麻油适量和匀即成。

[功效及点评]

高丽参益智健脑，能改善缺血性障碍、增强记忆力、提高脑力；增强机体免疫功能；防癌抗癌，能抑制多种癌细胞的增殖活性和癌细胞的转移，高丽红参和抗癌剂配合服用，能增强对癌细胞的杀伤力，减轻抗癌剂的副作用；改善女性更年期障碍和男性性功能障碍，提高性欲与满意度；抗氧化、延缓衰老；能提高运动力、缓解疲劳；能控制血糖、降血压、保肝等。高丽参不可与浓茶同用。

鸡肝，味甘、性温；归肝、肾、脾经；具有补肝肾，明目，消疳之功；主治肝虚目暗，夜盲，小儿疳积，妊娠胎漏，小儿遗尿等证。《本草汇言》：鸡肝，补肾安胎，消疳明目之药也。

粟米，即小米，味甘、咸，性凉；归肾、脾、胃经；具有和中、益肾、除湿、解毒之功。《名医别录》：主养肾气，去胃脾中热，益气。陈者主胃热，消渴，利小便。《本草纲目》云：煮粥食，益丹田，补虚损，开肠胃。《日用本草》：与杏仁同食，令人吐泻。

分心木即核桃隔,味苦、涩，性平；归脾、肾经；具有涩精缩尿、止血止带、止泻痢之功。《本草再新》：健脾固肾。

[食用结语]

本道药粥补气养血，补肝肾，明目，能增强免疫、缓解疲劳、延缓衰老,可用于保健养生，四季皆宜。

4.本草记载及趣闻

人参，始载于汉代《神农本草经》，被视为吉祥的象征。康熙皇帝时，为了表示对其祖先发祥地的尊崇，诏令不得随意进入长白山，更不准动一草一木，轻则充军、重者处死，当时的人参便异常珍贵，于是，原本从我国引入栽培的朝鲜人参或高丽参、日本的东洋参和产于北美的西洋参相继进入我国，换走黄金，尤其是西洋参，从加拿大、美国大量进入，被誉为"绿色黄金"。

人参是我国最为珍贵的药材之一，历史悠久，用量大，药用价值、经济价值高，形成了特有的人参文化，它与貂皮、鹿茸合称为"东北三宝"。

（九）西洋参

1. 选购

1）正品辨认　西洋参在进口和国产、规格和等级相同时，其质量和价格比较，当首推进口产品（按牌价从高到低），分别是：进口短支，进口长支，进口大片，进口统片。我国引种栽培西洋参，与相同品规的进口西洋参相比，其价格会相差很大。整支相同等级时，以皮细、环纹细密、体重、质坚实、气微而特异、味微苦而甘为佳。西洋参（短支，立头，加拿大进口）见彩图 30；西洋参（进口，长支）见彩图 31；机压西洋参或称压力珍珠参，经人工制作，西洋参（进口，压力珍珠参）见彩图 32；西洋参片（进口）见彩图 33。

2）伪品识别　由生晒参仿制的伪制品，十分逼真，伪品皮不细腻，横环纹疏浅而断续，纵皱纹较深而明显，体较轻，质不够坚实，有人参的特殊气味（西洋参伪品见彩图 34，西洋参片伪品见彩图 35）。

2. 功能

补气养阴，清火生津。

3. 食用方法

洋参丹参三七粉

[原料]

西洋参（粉）2 g，丹参（粉）3 g，三七（粉）2 g。

[制法]

按上述分别取量和匀，加热开水调和冲服。

[功效及点评]

　　西洋参，味甘、微苦，性寒；归肺、胃、心、肾经；具有补气养阴、清火生津之功；主治气虚阴亏火旺，咳喘痰血，虚热烦倦，内热消渴，口燥咽干。《本草求原》：清肺肾、凉心脾以降火，消暑，解酒。中阳虚衰、寒湿中阻及湿热郁火者慎服。

　　研究表明西洋参能镇静，改善学习记忆能力，防治阿尔茨海默病；改善心肌缺血和心律失常；抗缺氧、抗疲劳，增强体力；调节机体免疫功能，抗肿瘤；增强生殖功能。

[食用结语]

洋参丹参三七粉多冲服用。在服用时需注意：不能与西药阿司匹林、华法林（抑制血小板聚集、抗凝、降低血黏稠度的药）同时服用，以避免如同加大剂量而导致出血；也不能与维生素 K 同时服用，药性相反，会降低疗效。月经量多者、孕妇禁用；其余禁忌同人参。

洋参王浆孢子粉

[原料]

西洋参（粉）3 g，破壁灵芝孢子粉 3 g，蜂王浆（蜂乳）3 g。

[制法]

上述三味，分别取量和匀，加温开水调和冲服。

[功效及点评]

破壁灵芝孢子，即是经破壁后的灵芝孢子，破壁与否影响人体吸收，破壁率低即质量差。灵芝孢子粉含 13 种氨基酸、脂肪酸类、胆碱等，以及钙、镁、锌、铁、钠、锰、铜、硫多种营养元素和灵芝多糖类成分。

灵芝多糖是一种具有抗肿瘤活性的水溶性多糖，能防癌抗癌；能提高人体免疫功能，放化疗后升白细胞，保肝，降血压，降低血糖，抗血小板聚集及抗血栓形成，抗氧化，延缓衰老。《神农本草经》：赤芝主胸中结，益心气，补中，增智慧不忘。久食轻身不老延年神仙。紫芝主耳聋，利关节，保神，益精气，坚筋骨，好颜色。久服轻身不老延年。

蜂王浆是天然营养滋补品，能提高人体免疫功能，抑制癌细胞扩散，改善放疗、化疗后食欲不振、失眠多梦及脑力的恢复，配以蜂胶其效果会更佳。《中国动物药》：滋补强壮，益肝健脾。治病后虚弱，小儿营养不良，年老体衰，传染性肝炎，高血压，风湿性关节炎，十二指肠溃疡，支气管哮喘，糖尿病，血液病，精神病，子宫功能性出血，月经不调，功能性不孕症及秃发等。

[食用结语]

本药膳是营养价值极高的滋补品，宜早晚空腹服用。服用时需注意用低于 50℃温开水调服，不宜高温下调和服用，否则蜂王浆的很多活性成分会遭到破坏而影响疗效。

洋参燕窝羹

[原料]

西洋参（粉）3 g，燕窝 1 盏，枸杞子 3 g，山茱萸 2 g，冰糖适量。

[制法]

①山茱萸加水适量熬 20 分钟留煎液。

②燕窝经泡发后去除残留的羽毛、残渣，加入山茱萸煎液炖煮 20 分钟后备用。

③取备用燕窝放入炖盅，加冰糖适量，再加西洋参粉、枸杞子隔水炖 30 分钟即成。

[功效及点评]

山茱萸又名枣皮，味酸，性微温；归肝、肾经；具有补益肝肾、收敛固脱之功；主治肝肾亏虚，头晕目眩，腰膝酸软，阳痿，遗精，小便不禁，虚汗不止，妇女崩漏。《汤液本草》：滑则气脱，涩剂所以收之，山茱萸止小便利，秘精气，取其味酸涩以收滑也。命门火炽、素有湿热、小便淋涩者禁服。

[食用结语]

洋参燕窝羹滋阴润燥，益气降火，秘精气，宜于秋补，少辛而多酸，增酸以平肺气、助肝气。糖尿病患者不宜加入冰糖，脾胃虚弱者忌食，余食用禁忌见燕窝章节。

4. 本草记载及趣闻

西洋参首次发现于蒙特利尔地区大西洋沿岸丛林，因产地而得名，与人参同属而不同种。如今，西洋参商品来源，一是进口北美（加拿大及美国），二是国产，在我国华北、东北等地有大量栽培，统称"西洋参"，来源于加拿大的称"进口西洋参"，来自美国的称"花旗参"。西洋参与人参的性味功效及其性状有所不同，需注意辨别。

（十）山药

1. 选购

1）正品辨认　光山药呈圆柱形，约 10~15 cm，直径可达 2.5 cm，两端整齐、挺直，光滑圆润白色，或切成圆片，表面光滑，白色，质坚实、粉性足，味淡，嚼之发黏。以条粗、片大、质坚实、粉性足，色白者为佳（光山药见彩图 36，山药片见彩图 37）。

2）伪品识别　常以木薯充伪，伪品表面可见筋脉环纹（显纤维性），中央有小木心，而山药则无（山药片伪品见彩图 38）。

2. 功能

补脾，养肺，固肾，益精。

3. 食用方法

山药虾滑

[原料]

鲜山药 80 g，青虾仁 100 g，番茄 1 个，马铃薯 1 个，蚝油、亚麻油、食用盐、姜末、香葱末适量。

[制法]

①青虾去壳取背腹线（肠道），平刀拍下、拖开虾肉，用刀背再砸，捣成虾肉泥。

②鲜山药削皮，制成山药酱，与虾肉泥、蚝油、食用盐适量调和，抓摔数次，成黏稠状"虾滑"。

③番茄洗净，用刀从顶端架十字划开浅痕，开水稍烫去皮切片，土豆削皮切薄片。

④水开下番茄片、马铃薯片、姜末、亚麻油，煮5分钟，虾滑用勺子挖成肉团下锅，煮3分钟起锅，放入香葱末即可。

[功效及点评]

山药，味甘，性平；归脾、肺、肾经；具有补脾、养肺、固肾、益精之功；主治脾虚泄泻，食少浮肿，肺虚咳喘，消渴，遗精，带下，肾虚尿频。《本草纲目》：益肾气，健脾胃，止泻痢，化痰涎，润皮毛。湿盛中满或有实邪、积滞者禁服。

山药能促进溃疡面愈合、生肌，用于胃及十二指肠溃疡；促进细胞免疫和体液免疫；抗氧化活性；降血糖、血脂，减少皮下脂肪沉积，有极显著的常压耐缺氧作用。

青虾，味甘，性微温；归肝、胃、肾经；具有补肾壮阳、通乳、托毒之功；用于肾虚阳痿，产妇乳少，丹毒等。《随息居饮食谱》：通督壮阳，补胃气，敷丹毒。虾含有的虾青素，其抗氧化作用强于维生素E。

马铃薯（土豆）能和胃健中，解毒消肿。《食物中药与便方》：和胃，调中，健脾，益气。马铃薯所含的组织蛋白酶B，能有效抑制黑素瘤细胞的侵入，马铃薯有抗氧化、清除自由基作用。马铃薯的块茎及芽中含有毒生物碱，即龙葵碱毒素，因此，忌食发芽与变青色的马铃薯。

[食用结语]

此药膳补脾固肾，滋阴，壮阳，营养丰富。若要虾滑细嫩可口，需做到一"拍"二"砸"三"摔"，即先刀拍虾仁，再用刀背砸虾泥，再经抓摔成黏稠状"虾滑"。

山药鱼头汤

[原料]

鲜山药150 g，鲑鱼头1个（约400 g），枸杞子3 g，姜片、大葱段、料酒、食用盐适量。

[制法]

①鲑鱼头洗净从中砍成两半，加料酒码20分钟。

②清水放入姜片、大葱段、枸杞子，烧开放入山药（削皮切块）煮30分钟，再放入鱼头，烧开后熬煮8分钟，放少许食用盐即成。

[功效及点评]

鲑鱼，又名三文鱼，为"水中珍品"，主要生长在加拿大、挪威、美国和日本，属高纬度地区的冷水鱼类。其中含有的ω-3不饱和脂肪酸高达27%，是保证人体脑部、视网膜与神经系统正常生理功能不可缺少的重要成分之一，对胎儿与儿童的健康发育、成长具有极为重要的作用。

选购鲑鱼头时，注意挑选肉质细嫩、光滑，有弹性、呈橘红色者为佳。橘红色越深越新鲜，营养价值越高，所含的虾青素含量与颜色成正比。

[食用结语]

山药鱼头汤营养丰富，清淡可口，尤宜夏季食用。湿盛、脘腹胀满者不宜。鲑鱼十分得人喜爱，1997年，人们按照捕捞到的这条鲑鱼的大小，在位于加拿大新不伦瑞省坎贝尔顿给它建造了长达8.5米的雕像。

山药银耳红曲粥

[原料]

鲜山药60 g，板栗仁30 g，银耳10 g，红曲米10 g，黑米80 g，芝麻油、食用盐、香葱末适量。

[制法]

①山药削皮切丁，板栗仁打碎，银耳泡发、洗净，撕成小片。

②放红曲米、黑米、山药丁、板栗仁、银耳片，中火熬熟成粥。

③放芝麻油、食用盐、香葱末适量调味。

[功效及点评]

红曲米，又名红大米，以粳米、糯米等为原料，用红曲霉菌发酵而成。红曲米具有健脾消食、活血化瘀之功，治疗产后瘀滞腹痛、恶露不尽及食积饱胀等症。《本草求原》：凡七情六欲之病于气以致血涩者，皆宜佐之。《饮膳正要》：健脾，益气，温中。

红曲米中的主要成分是洛伐他汀，其作用是降血脂。红曲发酵后含有辅酶Q10（又名癸烯醌），是细胞代谢和细胞呼吸的激活剂，它本身又是细胞自身产生的天然氧化剂，能抑制线粒体的过氧化，有保护生物膜结构完整性的功能，对免疫有非特异性的增强作用，能提高吞噬细胞的吞噬率，增加抗体的产生，改善T细胞功能。红曲米无毒，食用安全，但用量不宜过多，否则口味发苦。

黑米含花青素，微量元素锰、铁、锌等及维生素B、维生素E，能提高人体血红蛋白的含量，其营养价值高于普通大米，常用于心血管疾病食疗保健。

[食用结语]

山药银耳红曲粥益气健脾，清肠道，通便，降血压、血脂，四季可食，夏季尤宜。注意避免与降脂药物同时服用。

4.本草记载及趣闻

山药始载于《神农本草经》，称之为"薯蓣"，并将其列为上品，即上品养命，补益药，无毒，能长服。关于山药还有一段传说趣闻。相传，一支队伍被困秦巴山区，敌军欲将其置之死地。驻扎在山下的那批搜山封锁将士，满以为山上的残兵败将定会在荒山野岭中因饥寒交迫而死，所以只顾寻欢作乐。岂料，反倒被残军偷袭，最终反败为胜。事后，人们才知道，给这支队伍作战动力的是一种植物，其地上藤叶茂盛，地下根条粗壮细嫩，味美可人，实如仙赐，取名为"山遇"，后世称"山药"。

（十一）天麻

1.选购

1）正品辨认　主要特征为鹦哥嘴（冬麻未抽茎时的干枯芽包，其形色如鹦哥嘴）或残留茎；肚脐眼（有新麻自母麻脱落的脐型疤痕）；点横纹（即蜕化的须根点状痕），断面遇碘酒不变成蓝色。以形状椭圆、略扁，质地坚实无空心，断面呈角质光泽者为佳（野生天麻见彩图39，花粉天麻见彩图40，家种天麻见彩图41，天麻片见彩图42）。

2）伪品识别　曾有以马铃薯、大理菊、紫茉莉及羊角天麻充伪，均不具备天麻的形性特征，接触碘酒均显蓝色，而天麻不变色。

2.功能

息风止痉，平肝阳，祛风通络。

3.食用方法

天麻菊花煲牡蛎

[原料]

天麻片（鲜品）30 g，牡蛎肉150 g，香菇30 g，白菊花50 g，蚝油、鲍鱼汁、亚麻油、姜末、食用盐、香葱末适量。

[制法]

①白菊花选净加水 1 500 ml，小火熬开 10 分钟去渣留煎液。

②汤锅放入菊花煎液、天麻片、牡蛎肉、香菇及适量蚝油、鲍鱼汁、姜末，中火熬 40 分钟，文火煲 20 分钟即可食用，亦可加入少许亚麻油、香葱末或蚝油、鲍鱼汁调味。

[功效及点评]

天麻，味甘、辛，性平；归肝经；具有息风止痉、平肝阳、祛风通络之功；主治急慢惊风，抽搐拘挛，眩晕，头痛，半身不遂，肢麻，风湿痹痛。天麻为祛风定惊、平肝息风的要药，常用于肝阳上亢、肝风上扰所致的头痛、眩晕、失眠。临床上多用于治疗中风、风痰等证。气血虚甚者慎服。

天麻块茎中含天麻素、天麻醚苷、天麻多糖等，能镇静、镇痛、抗惊厥、抗癫痫和保护神经细胞；能降低躯体血管、脑血管和冠状血管的阻力，增加血流量；能增强机体免疫作用；能抗辐射、抗氧化、抗疲劳、延缓衰老；能改善学习记忆功能。

牡蛎肉，味甘、咸，性平；具有养血安神、软坚消肿之功；主治烦热失眠，心神，不安，瘰疬。《中国药用海洋生物》：镇惊，滋阴养血。用于烦热失眠，心神不安，颈淋巴结核等。脾虚精滑者慎服。

白菊花，味辛，性平；归肝经；具有疏风清热、平肝明目、解毒消肿之功；主治外感风热或风温初起，发热头痛，眩晕，目赤肿痛。《本草纲目》：菊花，昔人谓其能除风热，益肝补阴。盖不知其尤多益金、水二脏也，补水所以制火，益金所以平木，木平则风息，火降则热除，用治诸风头目，其旨深微。日常生活中，可根据自身情况泡菊花茶来防治疾病。

[食用结语]

此药膳宜于脑梗后遗症期患者、失眠多梦者食用。

天麻豆腐鱼头

[原料]

天麻片 30 g，鳙鱼头 1 个，豆腐 100 g，大枣 4 g，枸杞子 3 g，料酒、姜片、葱段、食用油、食用盐、胡椒粉适量。

[制法]

①鳙鱼头去鳃洗净、劈成两半，码料酒、食用盐、胡椒粉适量腌制 15 分钟。

②食用油适量，烧至四成热，放入姜片、葱段煸香后加适量水，放天麻片熬 40 分钟后，再加入大枣、枸杞子、鳙鱼头，煮开 10 分钟再下豆腐煮熟即可。

[功效及点评]

鳙鱼又称胖头鱼，鱼头肉质细嫩，鲜味可口，富含优质蛋白质以及牛磺酸、胡萝卜素、叶黄素、亚油酸、二十碳五烯酸、二十二碳六烯酸等丰富的营养素，能增强记忆、提高思维和分析能力。《中华本草》：温中健脾，壮筋骨。主治脾胃虚弱，消化不良，肢体肿胀，腰膝酸痛，步履无力。

豆腐，是植物类优质蛋白的"粮仓"，含有多种氨基酸，营养价值很高，所含大豆异黄酮能使肌肉更加润泽。黄豆（及其豆制品）含丰富的天然雌激素，能帮助平衡体内雌激素。豆腐中的蛋氨酸（即甲硫氨酸）是构成人体的必需氨基酸之一，存在于鱼类、肉类、乳制品、大豆及其制品、坚果类，鸡蛋、海藻、香菇等。蛋氨酸在酶的作用下转化成半胱氨酸，具有解毒、防治放射性伤害、维持皮肤正常代谢、改善炎症、防止衰老等诸多生理功能。

豆腐含有皂角苷，能预防动脉粥样硬化，促进人体碘的排泄（有碘缺乏症患者不宜食）；富含嘌呤，痛风和血尿酸浓度增高的患者，过多食用后容易导致痛风发作；做豆腐膳食时，须知其食材调配的宜忌，如忌与菠菜、茭白共煮等。

[食用结语]

此药膳本属广东粤菜系的一道名菜，汤浓味鲜而不腥，营养丰富，健脑，延缓衰老。鳙鱼头以其大而富于营养、肉质腴美而誉满江南。

天麻炖乳鸽

[原料]

天麻片 6 g，乳鸽 1 只，火腿 1 小段，料酒、香菜适量。

[制法]

①将乳鸽宰杀，除去毛、爪、内脏，用火烤皮、洗净，放料酒码 20 分钟。

②放入热水适量，放入乳鸽、天麻片、火腿（切片），烧开后转中火炖 60 分钟熄火，加香菜适量。

[功效及点评]

乳鸽肉具有滋肾益气、祛风解毒的作用。《本草再新》：治肝风肝火，滋肾益阴。《医林纂要》：平阴阳，和气血，补心血，解百药毒。顺肺气，令人不噎，暖肾益精。乳鸽能提升失血性贫血患者的血红蛋白含量、增加血细胞比容，提高血清铁含量。

[食用结语]

此药膳是一道家常菜，具有补益肝肾、健脾胃、滋肾固精之功。偏、正头痛及高血压患者属肝阳上亢型可佐膳食疗。热盛易上火、畏热体质及孕妇不宜食用。

4. 本草记载及趣闻

天麻茎，黄赤笔直似箭杆、顶端叶片鳞状如箭羽，故名"赤箭"；它能息风止痉、平肝潜阳，养液以息内风，故又名"定风草"，历来被视为"治风之神药"。据《神农本草经》记载：嵩山、衡山人或取生者蜜煎作果食之，甚珍。可见，天麻在汉代就已是药膳佳馐。

（十二）肉苁蓉

1. 选购

1）正品辨认　春季采收自然干燥者称淡苁蓉，又名甜苁蓉；秋季采收后，投入盐湖中，1~3年后取出晒干者称"咸苁蓉""咸大云"。淡苁蓉柱状稍扁，表面灰棕色或褐色，密被鳞片，呈覆瓦状排列，质坚实而带油性，断面棕褐色或灰棕色，可见淡棕色点（维管束）排列成波状环纹或呈散生点状，气微，味甘、微苦。咸苁蓉，表面黑褐色，味咸，余同上。以片大、鳞细、显灰褐至黑褐色色、油性大、身肥肉质者为佳，习以内蒙古所产者优（肉苁蓉见彩图43，肉苁蓉片见彩图44）。

2）伪劣品识别　伪品切片与正品很容易混淆，但表面无密被呈覆瓦状排列的鳞片，没有排列成波状环纹或呈散生点状的筋脉点，即维管束（肉苁蓉片伪品见彩图45）。

2. 功能

补肾阳，益精血，润肠道。

3. 食用方法

补肾养巢丰胸汤

[原料]

羊肉 800 g，肉苁蓉片 50 g，人参 20 g，菟丝子（打破，纱布包）20 g，当归 10 g，枸杞子 10 g，洋葱 30 g，黄豆 20 g，料酒、姜片、葱段、米酒适量。

[制法]

①羊肉切大块加料酒码 15 分钟，放入清水，加入姜片、葱段，焯水 3 分钟，捞出后加米酒码 15 分钟。

②炖锅加温水适量，放入羊肉块、肉苁蓉片、人参、菟丝子、当归、枸杞子、黄豆，大火烧开后转入小火炖 90 分钟，加洋葱（切块）炖开 3 分钟熄火即可。

[功效及点评]

肉苁蓉，味甘、咸，性温；归肾、大肠经；具有补肾阳、益精血、润肠道之功；常用于补肾阳，益精血，滑肠道，女性月经衍期，宫寒不孕。《日华子本草》：治男绝阳不兴，女绝阴不产。相火偏旺、大便滑泻、实热便结者禁服。

药理学研究表明，肉苁蓉能兴奋垂体、肾上腺皮质，延缓垂体、性腺、胸腺老化，可使垂体前叶、卵巢和子宫重量明显增加；卵巢人绒毛膜促性腺激素受体特异结合力明显提高；增强人体免疫功能；抑制大肠对水分的吸收，促进粪便的湿润和排泄。

羊肉，味甘，性热；归脾、胃、肾经；具有温中暖肾、益气补虚之功。《日华子本草》：开胃肥健。《本草汇言》：疗中风虚汗，治产后阴阳两亏。诸病形气羸弱，脾胃虚羸不足者宜之。用于脾胃虚寒，食少反胃，腰膝酸软，阳痿，小便频数，寒疝，虚劳羸瘦，产后虚羸少气，缺乳。羊肉含有丰富的蛋白质、脂肪、碳水化合物、钙、磷、铁和叶酸、维生素B_1、维生素B_2等营养素。外感时邪或有宿热者禁服。孕妇不宜多食。

菟丝子，味辛、甘，性平；归肝、肾、脾经；具有补肾益精、养肝明目、固胎止泻之功。《药性论》：治男子女人虚冷，添精益髓，去腰冷膝冷，久服延年，驻悦颜色。研究表明菟丝子可增强性腺功能，可使垂体前叶、卵巢、子宫的重量增加，对下丘脑—垂体—性腺（卵巢）轴功能有兴奋作用。阴虚火旺、阳强不痿及大便干燥者禁服。

洋葱富含多种营养素，尤其富含阿魏酸，植物阿魏酸的发现和运用，被称作创造了"女人不老"的神话，阿魏酸含有的天然激素、核酸，实现了人体内源激素的"自给自足"、自主调节，能促使性腺分泌、延缓衰老，能从整体上活化细胞，调节代谢，让女性皮肤柔嫩、光滑、富有弹性，胸部紧挺。现已成功采用超高压从洋葱（鳞茎）提取阿魏酸的理想工艺。

黄豆，味甘，性平；归脾、胃、大肠经；具有健脾消积、利水消肿之功。《日用本草》：宽中下气，利大肠，消水胀，治肿毒。黄豆及其豆制品含大豆异黄酮、维生素E、β-胡萝卜素、亚麻酸等。黄豆有丰富的天然雌激素，能帮助平衡体内雌激素。

[食用结语]

丰胸秘籍包括"内调、外养"，促使青年女性胸部自然健康发育。"内调"即通过补肾养巢调节女性雌激素的分泌，使女性激素得到平衡，让乳腺细胞活跃；"外养"即针对乳房补充其缺失的营养，促使乳腺体积增大。本道药膳专为女性设计，当然除了食补，适量运动和调畅情志亦不可或缺。

苁蓉参杞茶

[原料]

肉苁蓉片 3 g，人参片 3 g，枸杞子 3 g。

[制法]

①上三味按量装入茶杯内，用约 50℃温开水冲泡至半杯。

②浸泡约 10 分钟倒入开水至满杯作茶饮，反复冲服，需当日全部嚼碎。

[功效及点评]

　　肉苁蓉被称作"沙漠人参"，其养生活性成分十分丰富，仅人体所需的氨基酸就达 15 种，具有提高性欲，抗氧化，抗衰老，提高人体免疫系统功能，降低冠脉阻力，促进心肌收缩力的恢复，明显减轻心肌超微结构损伤，防止动脉粥样硬化，调整内分泌、促进代谢、润肠通便作用。《药性论》：肉苁蓉益髓，悦颜色，延年，治女人血崩，壮阳，大补益，主赤白下。可用于治疗女性宫寒不孕。

[食用结语]

《药性化义》：人参固气令精不遗，枸杞滋阴使火不泄。二品相须而用。苁蓉参杞茶滋补肾阳，益精血，润肠道，令人轻身延年。脾虚便溏者慎用，感冒者忌用。

苁蓉羊杂汤

[原料]

肉苁蓉 30 g，羊杂（羊肠、羊肚、羊肝、羊肾）1 000 g，金针菇，西蓝花，大白菜，马铃薯片，香菜、料酒、菜籽油、食用盐、新会陈皮、姜片、大葱段、姜末、香葱末、大蒜泥、生抽、白砂糖、熟油辣椒、花椒、花椒油、蚝油适量。

[制法]

①羊肠、羊肚加入食用盐揉挤，除去污垢物洗净，与羊肝、羊肾（洗净）一并加料酒、姜末腌制15分钟，开水加入姜片、大葱段、花椒焯水3分钟（注意水开即刻捞出羊肾、养肝，否则因过度加热而影响其口感及疗效）捞出，以上羊杂切粗丝薄片（羊肾不切不炒）。

②羊杂（除羊肾外）下油锅略炒后加开水，再放入肉苁蓉、新会陈皮、姜片、大葱段、羊肾。

③适时放入金针菇、西蓝花、大白菜、香菜、马铃薯片。以香葱末、大蒜泥、生抽、白砂糖、熟油辣椒、花椒油、蚝油作调味品。

[功效及点评]

羊心解郁，补心，用于心气郁结，惊悸不安；羊肝养血，补肝，明目，用于血虚萎黄，肝虚目暗；羊肚（羊胃）健脾胃，补虚损，用于脾胃虚弱，食少，反胃；羊肾补肾，益精，用于肾虚劳损，腰脊冷痛，足膝痿弱，耳鸣，消渴，遗精，尿频。

陈皮，味辛、苦，性温；归脾、胃、肺经；具有理气调中、降逆止呕、燥湿化痰之功；主治胸膈满闷，脘腹胀痛，不思饮食，呕吐等。新会陈皮，历史久远，是广东"三宝""十大广药"之一，新会陈皮制作技艺是传统医药的文化内涵。陈皮亦为上乘烹饪调料，其性醇厚香柔，能调味、增鲜、除燥，增添膳食滋味，促进食欲，调养肠胃，降低胆固醇。

[食用结语]

苁蓉羊杂汤养肾防寒，调养气血，强身健体，宜于冬季食用。高脂血症、痛风患者忌用。

4. 本草记载及趣闻

《本草汇言》：肉苁蓉养命门，滋肾气，补精血之药也。男子丹元虚冷而阳道久沉，妇女冲任失调而阴气不治，此乃平补之剂，温而不热，补而不峻，暖而不燥，滑而不泄，固有从容之名。

肉苁蓉，还与一代天骄成吉思汗有关。相传，成吉思汗遭到他结拜兄弟扎木合追杀，甚至被扎木合用 70 余口大锅煮杀示众，此举激怒了天神，立即差遣神马下凡拯救成吉思汗，当时神马仰天长啸、喷出精血，于是，大沙漠的梭梭林神奇般地冒出了"地精"（即今之肉苁蓉）。

（十三）黄芪

1. 选购

1）正品辨认　黄芪呈圆柱形、单条，表面灰黄色或淡棕褐色，质柔韧、显粉性，切断面外层（皮部）白色，中心（木部）呈淡黄色至黄色，多裂隙，显"菊花心"，味微甜，嚼之有豆腥气。黄芪按条子直径和长短、皮色分成三等，均以条粗长、皱纹少、断面色黄白、粉性足，味甜、豆腥气浓者为佳（黄芪片见彩图 46）。

2）伪品识别　曾以紫苜蓿根充黄芪，质硬，木心大，无粉性，味苦，刺喉，无黄芪的豆腥气。

2. 功能

补气升阳，固表止汗，利水消肿，托毒生肌。

3. 食用方法

芪枣枸杞茶

[原料]

黄芪 15 g，大枣 12 g，枸杞子 12 g。

[制法]

上三味按量放入茶杯，倒入半杯鲜开水，浸泡约 5 分钟后再加开水冲泡。

[功效及点评]

黄芪，味甘，性温；归肺、脾经；主治一切气虚血亏之证，如脾虚泄泻，肺虚咳嗽，脱肛，子宫下垂，自汗，盗汗，水肿，血痹，痈疽难溃或久溃不敛。《医学启源》：治虚劳自汗，补肺气，实皮毛，泻肺中火，脉弦自汗。善治脾胃虚弱，疮疡血脉不行，内托阴证疮疡。表实邪盛，食积停滞，肝郁气滞，痈疽初起或溃后热毒尚盛等实证，以及阴虚阳亢者均慎服。

药理学研究表明，黄芪能增加冠脉血流量，减慢心率和减低心搏幅度，改善心肌细胞的能量代谢；能增加血红蛋白含量；能抗血栓、抗病毒、抗癌、抗炎与镇痛；能提高人体免疫系统功能，抗衰老。

[食用结语]

肾为先天之本，脾胃为后天生化之源。黄芪补气升阳，充沛营卫之气、培补元气，强身健体；大枣归脾、胃二经，补中益气，养血安神；枸杞子滋补肝肾，明目，润肺。此茶补先天、养后天，应养生之道矣。

黄芪雪豆蹄花汤

[原料]

黄芪 15 g，大枣 12 g，雪豆 50 g，猪蹄 2 只，香葱末、辣酱适量。

[制法]

①雪豆冷水浸泡一夜后洗净，猪蹄处理干净劈成两半，加料酒码 20 分钟。

②炖锅加水适量，放入猪蹄、黄芪、雪豆、大枣，大火烧开转小火炖

90 分钟至猪蹄皮肉开花，炖时缓缓搅动，避免粘锅烧焦。

③食用时加入香葱末，也可按需备辣酱蘸碟。

[功效及点评]

猪蹄，味甘、咸，性平；归胃经。《医林纂要》：补气血，养虚赢，疗风痹，《本草纲目》：煮羹，通乳脉，托痈疽。它含有丰富的胶原蛋白、多种微量元素和维生素，能丰胸，美容，催乳，与生黄芪合用能增强"托毒生肌"之效。

[食用结语]

此药膳一般人群均可食用，是老人、妇女和术后患者的食疗佳品，深得大众喜爱，也是一道家常菜。由于猪蹄脂肪含量高，胃肠功能弱、肝病、心血管疾病患者应少食或不食。

黄芪青鱼汤

[原料]

青鱼 500 g（切块），黄芪片 30 g，鲜山药（切块）100 g，豆腐（切成小块）30 g，食用盐、蒸鱼豉油、食用油、葱段、姜片适量。

[制法]

①洗净青鱼肉，放入食用盐（盐腌制后鱼块不易碎）、蒸鱼豉油、料酒适量码 20 分钟。

②清水适量加入黄芪片、鲜山药块煮 30 分钟，去其黄芪药渣后煎液留用。

③食用油烧至四成热，放入葱段、姜片煸香，下鱼块，煎至两面泛白放入炖锅，放入山药块及其煎液烧开 3 分钟，下豆腐块，再烧开 2 分钟熄火。

[功效及点评]

青鱼，味甘，性平；具有化湿除痹、益气和中之功；主治脚气湿痹，腰脚软弱，胃脘痛，痢疾。《随息居饮食谱》：补气养胃，化湿，祛风。它含丰富的蛋白质和钙、磷、铁以及维生素 B_1、维生素 B_2、烟酸等多种营养素，能助长儿童发育，营养神经，润泽皮肤，帮助消化，预防口角溃烂，角膜炎，皮炎，舌炎，肠炎，周围神经炎。《日华子本草》：青鱼不可同葵、蒜食之，痛风者忌食。

[食用结语]

此药膳中黄芪与青鱼搭配，相得益彰，共奏补养气血、利水消肿之功。一般人群均可食用，由于青鱼低脂肪、高蛋白，适合三高患者食疗用。

4.本草记载及趣闻

黄芪，《神农本草经》称作"黄耆""戴糁"。相传，戴糁原本是山庄里的一位老人，对药草生长习性、药性十分熟悉，爱做善事，有一次替人采药治病时，一不小心落入悬崖丧命，而这位年事六十、骨瘦体弱的老人，临死前手里还紧紧地抓住一把草药，村庄里的人因痛失这位老人而悲痛万分，把老人至死不弃的药以他的名字命名为"戴糁"，"耆"亦即六十岁的称谓，因老人肤色黄、年至六十，又得名"黄耆"，即今的"黄芪"。至今，民间还流传着一句俗语"常喝黄芪汤，防病保健康"。

（十四）当归

1.选购

1）正品辨认 商品分为全归和归头，全归的等级划分，以根条（大小均匀完整）每1kg的多少定论，一至四等，分别是40支、70支、100支、110支，以主根粗长，油润，外表色黄棕，断面色黄白，质地柔韧，气芳香浓烈，味甜、辛而味苦者为佳；干枯无油而显柴性者不可用。归头，纯主根，分一至四等，每1 kg分别为40支、80支、120支、160支，均以主根粗长、油润、外表色黄棕，断面色黄白，气味浓者为佳（当归见彩图47，当归片见彩图48）。

2）伪品识别　人为混入肉独活，两者为同属植物的干燥根，其外形十分相似，而其独活质较硬，气特异味苦辛，微麻舌。当归质柔韧，味甘、辛、微苦（当归片伪品见彩图49）。

2. 功能

补血活血，调经止痛，润燥滑肠。

3. 食用方法

当归枸杞炖乌鸡

[原料]

当归8 g，乌骨鸡1只，枸杞子10 g，料酒适量。

[制法]

①乌骨鸡宰杀去毛，除去内脏、爪甲、鸡尾翘，洗净后加适量料酒码20分钟。

②当归洗净放入炖锅，加入乌骨鸡、清水适量，烧开后转小火炖60分钟放入枸杞子，再煲20分钟即可。

[功效及点评]

　　当归，味甘、辛、微苦，性温；归肝、心、脾经；为补血圣药，用于血虚引起的各种证候，既能补血活血，又善止痛，故为妇科调经要药，用于月经不调、经闭、痛经以及肌肤麻木，肠燥便难，跌扑损伤。《药性论》：止呕逆，虚劳寒热，破宿血，主女子崩中，下肠胃冷，补诸不足，止痢腹痛。热盛出血患者禁服，湿盛中满及大便溏泄者慎服。

药理学研究表明，当归能降低心肌耗氧以及抗心肌缺血作用，抗心律失常；能降血脂，抗动脉粥样硬化；能保肝、利胆，缓解肺纤维化病变；能抗炎、镇痛及抗肿瘤、抗辐射损伤；能促进子宫收缩，抑制前列腺增生；能抗氧化、清除自由基和延缓衰老。

[食用结语]

此药膳是一道家喻户晓的补益养生汤，一般人群均可食用，能滋补肝肾，活血调经，美容养颜。

炖盅当归鸭

[原料]

当归 3 g，仔鸭半只，白莲米 3 g，枸杞子 3 g，葱段、姜片、香葱末、料酒适量。

[制法]

①仔鸭处理干净后加料酒码 20 分钟，清水加入葱段、姜片，水烧开放入鸭子焯水 3 分钟，捞出砍成块，放入炖盅。

②炖盅内再放入白莲米、枸杞子和适量的水，盖上后贴纸封口。

③放入锅中，炖 1 小时左右，届时排气后出锅，放香葱末适量。

[功效及点评]

女性养颜重在养血、润肤。当归有"妇科圣药"之称，我国《本草纲目》将其列为补血类药，而当归之身即"归身"，以补血为最；小枝须根即"归尾"，则以活血祛瘀、治疗经闭为妙；"全归"是补血、活血、调经止痛的"圣药"。当归行血，补中有动、动中有补，为血中要药。

[食用结语]

炖盅当归鸭属凉补，养血和血，颇受欢迎，是我国台湾各地较流行的进补汤品。

归芪牛肉汤

[原料]

当归 10 g，黄芪 20 g，黄牛肉 1 000 g，生姜片、大葱、大蒜泥、香菜（切段）、白砂糖、生抽、醋、花椒、辣椒油、食用盐适量。

[制法]

①黄牛肉切块加料酒码 20 分钟后放入铁锅内，加生姜片、大葱，加水烧开，焯水 2 分钟。

②炖锅放入当归、黄芪、牛肉块、食用盐少许，加水烧开转小火炖 90 分钟。

③大蒜泥、香菜、生抽、醋、花椒、辣椒油、白砂糖适量做蘸碟。

[功效及点评]

黄牛肉，味甘，性温；具有补脾胃、益气血、强筋骨之功；主治脾胃虚弱，气血不足，虚劳羸瘦，腰膝酸软。《本草拾遗》：消水肿，除湿气，补虚，令人强筋骨，壮健。

[食用结语]

《韩氏医通》：黄牛肉，补气，与绵黄芪同功。二者可补血、行血。本药膳与当归为伍，益气血，强筋骨。

4. 本草记载及趣闻

当归传统寓意妙趣横生，相传古代，有一位才女给她远方的丈夫写了一封信，借中药之名以寄托思念之情，有书云：槟榔一去，已过半夏，岂不当归耶？谁使君子，遥寄生缠绕他枝，今故园下视忍冬藤，盼不见白芷书，茹不尽黄连苦。古诗云豆蔻不消心上恨，丁香空结雨中愁。奈何！奈何！

（十五）茯苓

1.选购

1）正品辨认　茯苓丁，为去尽外皮、切成大小约为6 mm方块的干燥品，质坚实，破碎面显颗粒性，白色，无臭，味淡，嚼之粘牙，遇水不散（茯苓丁见彩图50）。

2）伪品识别　与上述形状特征相似，但遇水易散开，即为伪品（茯苓丁机制伪品见彩图51）。

2.功能

利水渗湿，健脾和胃，宁心安神。

3.食用方法

茯苓孢粉面包

[原料]

茯苓粉100 g，去壁孢子粉（或破壁灵芝孢子粉）20 g，高精面粉500 g，高活性干酵母4 g，鲜牛奶500 ml，蓝莓果酱1瓶，白砂糖、食用盐、橄榄油适量。

[制法]

①使用面包机制作，上述原料按菜单称量、配制、操作，添加鲜牛奶（占用水比例）口感更鲜。

②面包切片，抹上蓝莓果酱或按需调配，如黑芝麻酱、蜂蜜、沙拉酱等。

[功效及点评]

茯苓味甘、淡，性平；归心、脾、肺、肾经；主治小便不利，水肿胀满，痰饮咳逆、呕吐，脾虚食少、泄泻，心悸不安，失眠健忘，遗精白浊。阴虚而无湿热，虚寒滑精，气虚下陷者慎服。

茯苓含有丰富的三萜类、茯苓多糖（茯苓聚糖、茯苓次聚糖）及麦角甾醇，对胃溃疡、慢性肝炎和鼻咽癌、胃癌等恶性肿瘤均有一定的防治作用。

[食用结语]

茯苓孢粉面包，健脾和胃，宁心安神，适宜群体广泛，癌症患者尤宜，可作早点食用。

茯苓桑葚豆沙包

[原料]

茯苓粉 100 g，桑葚果酱 170 g，红豆沙泥 1 袋，高精面粉 500 g，高活性干酵母 4 g。

[制法]

①把已称量的茯苓粉、高精面粉、高活性干酵母放入面包机，按说明书加水，并发酵。

②取出经发酵的面团，和匀桑葚红豆沙泥馅，做好豆沙包子、放入蒸笼，蒸 20 分钟至熟透即可。

[功效及点评]

桑葚味甘、酸，性寒；具有滋阴养血、生津、润肠之功。《本草经疏》谓其为补血益阴之药，尤其是肝肾阴虚体质出现的消渴、头晕目眩，耳鸣，须发早白，肠燥便秘食之最宜，《随息居饮食谱》：滋肝肾，充血液，祛风湿，健步履，熄虚火。脾胃虚寒便溏者禁服。

红豆，《神农本草经》：主下水，排痈肿脓血。其营养丰富，含蛋白质、脂肪、碳水化合物、膳食纤维、钙、磷、铁、硫胺素、核黄素、烟酸、黄烷醇类和花色素类。阴虚津伤者慎用，过量可渗利伤津。

[食用结语]

此药膳一改汤汁炖品，以包子的形式呈现，尤宜脾胃不和、失眠多梦者作早点食用。

茯苓春卷

[原料]

茯苓丁400 g，面粉400 g，鱼腥草（全株）、马齿苋、青笋、粉丝、芝麻油、熟油辣椒、花椒油、蒜泥、白砂糖、生抽、醋适量。

[制法]

①茯苓丁熬水作面粉的调和水，面粉加茯苓水调和，做成春卷皮。

②粉丝煮熟沥干，马齿苋焯水捞出沥干，鱼腥草洗净，青笋切丝，加香油、熟油辣椒、花椒油、蒜泥、白砂糖、生抽、醋适量调味拌菜作春卷菜。

[功效及点评]

鱼腥草，味辛，性微寒；归肺、膀胱、大肠经；具有清热解毒、排脓消痈、利尿通淋之功；主治肺热咳嗽，喉蛾，热痢，水肿，带下，疥癣。《草木便方》：解暑清热逐水停，利水消胀除痞膨，热毒肿涂沙石淋。《分类草药性》：去风，明目，散痰，清气。虚寒者慎服。

马齿苋，味酸，性微寒；归大肠、肝经；具有清热解毒、凉血消肿之功；主治热毒泻痢，热淋血淋，赤白带下，崩漏，痔血痈肿等。《滇南本草》：益气，清暑热，宽中下气，润肠消积滞，杀虫。疗（痔）疮红肿疼痛。脾虚便溏者及孕妇慎服。

大蒜，味辛，性温；归脾、胃、肺、大肠经；具有温中行滞、解毒、杀虫之功；主治痢疾，泄泻，痈疖肿毒等。《滇南本草》：祛寒痰，兴阳道，泄精，解水毒。

[食用结语]

不限食用群体，以湿热质人群较宜，制作简单，选料均为日常菜品，春季出游踏青、野外食用茯苓春卷平添无穷乐趣，还能预防消化道疾病。

4. 本草记载及趣闻

茯苓，《神农本草经》将其列为上品。因生长在老松树根上，被视为松树之精华，故名"茯灵"，即茯苓、茯神。《神农本草经》：久服安魂养神，不饥延年。三苏长寿秘方"茯苓粥"治愈了年少体弱多病的苏辙。

相传，成吉思汗逐鹿中原，恰遇雨季、细雨绵绵，多数将士水土不服，患上"水湿证"，有士兵偶食茯苓后病体康复，成吉思汗转忧为喜，经一番调养后，将士精神大振，茯苓治疗水湿证的神奇功效自此广为流传，其疗效毋庸置疑。

慈禧太后晚年，十分喜食一种点心，即至今在京城畅销的"茯苓夹饼"老字号。目前"茯苓饼"也成为大众熟知的一种零食。

（十六）五味子

1.选购

1）正品辨认　五味子分为北五味子和南五味子，以前者为质优、后者为次。北五味子粒大、果肉较厚，新货色紫红。陈货暗紫红色，气弱，味酸、微苦辛（北五味子见彩图 52）。

2）混淆品识别　南五味子，果实较小，干瘪肉薄，果实外表呈棕红色及暗棕色，两者产地南北各异，价格差异较大，时有人为混淆，需注意识别（南五味子见彩图 53）。

2.功能

收敛固涩，益气生津，宁心安神。

3.食用方法

保肝养身茶

[原料]

五味子 10 g，赶黄草（花）5 g。

[制法]

上二味按量放入茶具内，加开水冲泡作茶饮。

[功效及点评]

　　五味子，味酸，性温；归肺、心、肾经；具有滋补强壮、宁心安神、益气生津之功；主治久咳虚喘，梦遗滑精，尿频遗尿，久泻不止，自汗盗汗，津伤口渴，心悸失眠。《医林纂要》：宁心，除烦渴，止吐衄，安梦寐。外有表邪，内有实热，或咳嗽初起，麻疹初发者均慎服。

五味子酶对活性氧自由基有直接清除作用，能增强机体免疫，护肝，抗癌，抗氧化，抗衰老。据报道，我国从五味子的活性成分中，首次发现强抗艾滋病病毒成分，该成分具有活性强、作用机制独特而毒性反应低的特点。五味子还能调节中枢神经系统，抗炎，止咳。

赶黄草，味苦，微辛，性寒；具有利水除湿、活血散瘀、止血、解毒之功；主治黄疸，经闭，水肿，跌打损伤，疮痈肿毒。经研究发现其中有效成分没食子酸和槲皮素，具有抗乙肝病毒和保肝作用。

[食用结语]

本道茶饮能除湿利黄，保肝护肝，较宜肝脏病患者饮用。

人参五味子糖浆

[原料]

五味子150 g，人参30 g，合欢花10 g，炼蜜50 g。

[制法]

①取人参、五味子、合欢花抢水洗（快速淘洗），加水熬3次取汁。

②合并药汁，小火至微火浓缩，搅动，避免粘锅（量大可用浓缩设备）。

③药液浓缩至"挂丝"加炼蜜（蜜糖炼制挂丝）再经浓缩即成。

[功效及点评]

合欢花，味甘、苦，性平；归心、脾经；具有舒郁、安神、理气、明目、活络之功；主治忧郁失眠，心神不安，健忘，胸闷，纳呆，视物不清，跌打伤痛等。《医学入门》：主安五脏，利心志，耐风寒，令人欢乐无忧，久服轻身明目。

[食用结语]

此糖浆大补元气，补脾、肾，敛肺气，宁心安神。宜早晨空腹服10 ml。糖尿病患者、感冒发烧患者与小孩、孕妇忌服。

五味子槐米降压茶

[原料]

五味子5 g，槐米2 g，绿茶2 g。

[制法]

①茶具内按量放入绿茶，倒入烧开放置约75℃的水先洗茶（即醒茶、润茶，一定在2秒内）。

②按量放入五味子、槐米，倒入开水浸泡2分钟即可饮用。也可分3~4次浸泡提取，合并溶液，总量不低于1 200 ml，供当日饮用完。

③饮用当天下午终止，避免饮茶后失眠。

[功效及点评]

槐米，味苦，性微寒；归肝、大肠经；具有凉血止血、清肝明目之功；主治肠风便血，痔疮下血，血淋，崩漏，吐血，疮疡肿毒，并可预防中风。槐米即槐花未开的花蕾，其含有的芸香苷（芦丁）能降压，槐米炭能止血、凝血。脾胃虚寒及阴虚发热而无实火者慎服。

绿茶，《神农食经》曰：令人有力，悦志。它主要含黄酮类成分绿茶多酚。对中枢神经系统有兴奋作用，使心室收缩力增强，心率加快。绿茶多酚能降血压，降血糖，降血脂和预防动脉粥样硬化；抑制血小板聚集、抗血栓；能显著提升血清促红细胞生成素水平，对造血功能有明显影响。绿茶、乌龙茶、红茶等均有抗诱变、抗癌作用。

[食用结语]

本道茶能降血糖、血脂、血压，防癌，抗癌，适合三高人群及癌症患者饮用。

4. 本草记载及趣闻

五味子，即具有酸、苦、甘、辛、咸，谓之"五味"。《神农本草经》将其列为上品，距今两千多年前，被王公贵族列入强身妙品。

（十七）三七

1. 选购

1）正品辨认　三七呈类圆锥形或圆柱形，疣状突起多数、聚结成"瘤头"；表面灰黄色、断面灰褐色，角质状，俗称"铜皮铁骨"，体重质坚，皮部和木部易分离，气微，味苦后回甜。商品规格以支头多少分若干等级，以个大、体重、质坚，显"铜皮铁骨"者为佳（三七见彩图 54）。

2）伪品识别　充伪混淆品的有莪术、菊三七（民间称土三七），均无"瘤头"和"铜皮铁骨"性味特征。三七用块根，气微，味苦而后微甜；莪术根茎有环纹及须根痕迹，气香，味微苦而辛；菊三七根茎呈拳块状，全体有瘤状突起，横切面中心有髓部（三七伪品见彩图 55）。

2. 功能

止血散瘀，消肿定痛。

3. 食用方法

三七西洋参加味粉

[原料]

三七 15 g，西洋参 15 g，丹参 10 g。

[制法]

①取三七、西洋参、丹参分别打粉备用。

②每日空腹服 1~2 次，每次 2 g，温开水冲服。

[功效及点评]

三七，味甘、微苦，性温；归肝、胃、心、大肠经。《衷中参西录》：善化瘀血，又善止血妄行。三七具有因剂量差异而出现止血、活血，即凝血、抗凝的双向作用。临床上三七常用于心血管系统疾病，如高脂血症、冠心病、心绞痛等。

研究表明三七能抗凝血，改善缺氧，改善心肌缺血，抗心律失常；保护肾功能；降血糖。《中药大辞典·临床报道》：三七、西洋参粉冲服，治疗前列腺肥大的总有效率达到 88.5%。三七类制剂，孕妇禁用。少数人群服用后有恶心、呕吐、药疹等副作用。一次冲服 5 g，有引起房室传导阻滞的报道，说明用量不宜过大。三七冲服，以每次用量 1~2 g 为宜。因三七中含有人参皂苷，故反藜芦。

[食用结语]

本饮品中三七、西洋参均能改善心律失常、心肌缺血，其作用相同，配伍"相使"能提高疗效。

参七当归蒸蛙鱼

[原料]

三七粉 2 g，人参粉 2 g，当归粉 1 g，鲑鱼（三文鱼）100 g，料酒、蒸鱼豉油、蚝油、葱白丝适量。

[制法]

①用料酒、蒸鱼豉油、蚝油适量与三七粉、人参粉、当归粉调和抹在鲑鱼上，码15分钟。

②上汽蒸约6分钟出笼，撒上葱白丝即可。

[功效及点评]

三七、人参均能清除体内自由基氧化物，避免脑细胞受到损害，防止动脉硬化。鲑鱼富含多种营养素，且低热量、低脂肪、高蛋白，可有效预防阿尔茨海默病。

[食用结语]

本道药膳用于心脑营养健康，营养丰富。鲑鱼多见于生食，建议熟食为好，以避免感染寄生虫和细菌。八分熟为宜，以避免因高温而丧失营养。忌用铝锅。感冒患者及孕妇禁服，忌烟、酒。

三七阿胶紫米粥

[原料]

三七（熟粉）3 g，阿胶9 g，龙眼肉6 g，血糯米100 g，香油、葱末、鸡精适量。

[制法]

①阿胶粉碎，和三七粉、龙眼肉一并与血糯米熬粥，小火熬熟成黏粥即可。

②可放适量香油、葱末、鸡精食用。

[功效及点评]

血糯米，能滋补气血，补肝肾，健脾胃，故润肤养颜、调经，体虚有慢性病者尤宜，被誉为"补血米""长寿米"。

[食用结语]

三七阿胶紫米粥滋阴润肺，补血止血，适用于秋季的粥食。

4. 本草记载及趣闻

三七又名"田七"，明代著名药学家李时珍称其为"金不换"。生三七化瘀止血，活血定痛。传统医学用于人体内外各种出血之证，跌打损伤，瘀滞肿痛。三七"熟补生打"，进而用于保健，三七熟粉制法见于《中药大辞典》：取净三七，打碎，分开大小块，用油炸至表面棕黄色，取出，研细粉。其实，用于炖汤、煲汤等各类膳食，亦应属于熟食范围。

（十八）丹参

1. 选购

1）正品辨认　根条长圆柱形、稍弯曲，直径在1 cm以上，表面紫红色或黄红色，质坚实。断面灰白色或淡黄色，可见黄白色筋脉点（维管束），气微，味甘微苦。以条粗壮、色紫红、质坚实为佳（丹参见彩图56）。

2）混淆品及伪品　被称作丹参或紫丹参者颇多，《中国药典》记载仅有一种，即唇形科鼠尾草属植物丹参的干燥根及根茎。在云南、贵州、甘肃、浙江等地，还有以"甘肃丹参""南丹参""滇丹参"等名在各地使用，注意与正品区别。时有被染色充丹参的伪品出现，经水试脱色（丹参掺伪见彩图57，丹参伪品染色见彩图58）。

2. 功能

活血祛瘀，调经止痛，除烦安神，凉血消痈。

3. 食用方法

丹参三七花茶

[原料]

丹参片6g，三七花3g。

[制法]

取丹参片、三七花开水冲泡，频服。

[功效及点评]

丹参，味苦，性微寒；归心、心包、肝经；具有活血祛瘀、调经止痛、除烦安神、凉血消痈之功；主治妇科疾病，癥瘕积聚，跌打损伤，心烦失眠，痈疮肿毒。妇女月经过多及无瘀血者禁服，孕妇慎服；不能与藜芦同用。

丹参制剂能扩张血管，降血压、血脂、血糖，抗血小板聚集、抗凝及抗血栓，用于心脑血管疾病；能改善肾功能，对腺嘌呤诱发的肾功能不全，能降低血尿素氮、肌酐，使肾小球滤过率、肾血浆流量、肾血流量增加。

需要注意的是，丹参不可与以下几类药同时服用：抗凝血药，如阿司匹林、华法林，避免严重出血；抗酸药（如氢氧化铝、氧化镁合剂）、阿托品、雄性激素类药，以避免降低丹参药效或因丹参酮与雄性激素产生拮抗作用而降低雄性激素的活性。

[食用结语]

本道药茶饮品宜于三高患者及咽干、津少者饮用。

丹参玫瑰茄茶

[原料]

丹参 4 g，玫瑰茄 3 g。

[制法]

取丹参、玫瑰茄泡茶饮，频服。

[功效及点评]

《中华本草》：玫瑰茄敛肺止咳，降血压，解酒。主治肺虚咳嗽，高血压，醉酒。《福建药物志》：清热解毒，敛肺止咳，主治高血压，咳嗽，中暑，酒醉。玫瑰茄对心肌细胞有保护作用，还有一定降压功能。

[食用结语]

本道药茶饮品护肝，解酒，抗心律失常。忌与抗胃酸药物和抗凝血药物同时用。

丹参乌鱼汤

[原料]

丹参 15 g，乌鱼 500 g，番茄 100 g，豆腐 100 g，姜片、葱段、香葱末、料酒、蒸鱼豉油、鲍鱼汁、食用盐、食用油、胡椒粉适量。

[制法]

①乌鱼宰杀后，除去鳃、内脏、鱼鳞，洗净切成段，加料酒、食用盐、胡椒粉适量调匀码 20 分钟。

②取丹参加水熬 20 分钟去渣留煎液，番茄、豆腐切块备用。

③食用油烧至四成热，下姜片、葱段煸香，放鱼煎至两面呈黄色时除

去葱段、姜片，下蒸鱼豉油、鲍鱼汁，放番茄、豆腐块下锅，翻炒片刻，倒入丹参煎液和匀，撒上香葱末即可。

[功效及点评]

《神农本草经》谓"鳢鱼"，《本草纲目》谓"乌鳢"，即今所称"乌鱼""乌棒"，能补脾益胃，利水消肿，用于身面浮肿，脚气，湿痹。《滇南本草》：大补血气，治妇人干血痨症。《本草再新》：强阳养阴，退风祛湿，（治）妇人血枯、经水不调，崩淋二带，理腰脚气、难产堕胎。

[食用结语]

本道药膳食用群体较广，尤其是脾胃虚弱、身面浮肿、妇女干血痨症较适合，痛风患者不宜。

4. 本草记载及趣闻

丹参，因根条呈天然的紫丹色或赤色而得名，《神农本草经》称"丹参"，《吴普本草》称作"赤参"，《现代实用中药》称"紫丹参"。相传，有一个贫寒子弟，救母行孝，历经千辛万苦，出没深山老林采挖"红根"，终于让母亲大病痊愈，其时，大家把这开蓝紫色花、根条色红的药称作"丹心"，即有赞誉之意。由于历经代代修撰，逐渐演变成为如今的"丹参"之名。

（十九）阿胶

1. 选购

1）正品辨认　呈扁长方形棕褐色或黑褐色胶块，有光泽，质硬而脆，断面褐棕色，具有玻璃样光泽，碎片对光可见呈琥珀色半透明状。气微，味微甘（阿胶见彩图 59）。

2）伪品识别　伪品不具有上述形状鉴别特征。选购时需注意厂家、产地、包装字样内容和产品质量。胶质类中药，如阿胶、鹿角胶、龟甲胶及其伪品，经熔化后的胶凝现象（条件一致时，观察真、伪品胶凝时间等胶凝现象）是其重要的鉴别方法（阿胶伪品见彩图60）。

2. 功能

补血止血，滋阴润肺。

3. 食用方法

阿胶健身方

[原料]

阿胶250 g，黑芝麻（炒香）100 g，核桃仁100 g，当归10 g，熟地黄20 g。

[制法]

①取阿胶、黑芝麻（炒香）、核桃仁、当归、熟地黄混合打散，冰箱保存。

②早晚空腹服，每次20 g，温开水冲服。

[功效及点评]

阿胶，味甘，性平；归肝、肺、肾经；主治血虚眩晕，吐血、衄血、便血、妊娠下血，虚烦失眠，肺虚燥咳。阿胶为补血"圣药"，被称为生血养颜之上品。阿胶安胎，肝、肺、肾阴虚患者食之尤宜，自来被视为女人强身健体、养颜美容、调经安胎的"专利"。脾胃虚弱、消化不良者慎服。

药理学研究表明，阿胶能增进造血功能，增加血红蛋白含量；能止血；能提高机体免疫功能；能耐缺氧、耐寒冷、抗休克、抗疲劳；

阿胶钙含量较高，能有效地改善骨质疏松、骨质增生及促进各类骨折愈合。

熟地黄，味甘，性温；归肝、肾经；具有养血滋阴、补精益髓之功；主治血虚萎黄、眩晕、心悸、失眠、月经不调与肾阴不足，潮热、盗汗、遗精、不孕不育，消渴等，为补血要药。《珍珠囊》：主补血气，滋肾水，益真阴。脾胃虚弱、气滞痰多、腹满便溏者禁服。

阿胶、当归、熟地黄，被誉为"女性用药三宝"。

[食用结语]

阿胶健身方补血养颜，集"女性用药三宝"于一体，属冬季温补之佳品。脾胃虚弱、消化不良者慎用。

阿胶蒸鸽蛋

[原料]

阿胶 250g，鸽蛋 2 个，枸杞子 3g，炼蜜适量。

[制法]

①取阿胶打粉（或打碎加黄酒适量，隔水炖烊化取出），用炼蜜调和，冰箱保存备用。

②鸽蛋磕破加水调和，放入备用阿胶 6 g，枸杞子 3 g，上锅蒸熟即可。

[功效及点评]

鸽蛋含优质蛋白质以及钙、磷、铁矿物质元素，是孕妇、儿童、体弱病人的高级营养品。《医林纂要》：可稀痘毒，能补心，祛瘀血，生新血，兼解伏毒。《四川中药志》：补肾益气，解疮毒。

[食用结语]

阿胶蒸鸽蛋用于气虚血亏、久病体弱者，宜早上空腹服。糖尿病患者忌用蜜糖。

阿胶龙眼养血糕

[原料]

阿胶 250 g，龙眼肉 25 g，黄酒适量。

[制法]

①取阿胶打碎，加黄酒适量，隔水炖烊化。

②阿胶全溶后加龙眼肉调和再蒸 3 分钟取出，冷却后，按每次量 9 g 分成小块，放入冰箱备用。

[功效及点评]

龙眼肉，味甘，性温；具有补心脾、益气血、安神之功；主治心脾两虚，惊悸，怔忡，失眠，健忘，血虚萎黄，月经不调，崩漏。《太乙仙制本草药性大全》：养肌肉，美颜色，除健忘，却怔忡。龙眼肉补益而不滋腻、不壅气，故为滋补良药，常用于思虑过度、劳伤心脾所致的上述证候。

[食用结语]

本阿胶糕加入龙眼肉滋阴补血，宜早晚空腹服。内有痰火及湿滞停饮者忌服。

4. 本草记载及趣闻

相传，很早以前，山东东阿住着一对年轻夫妇，男的叫阿明，女的叫阿娇，靠贩驴为生，日子过得十分贫寒。孰料，阿娇身孕分娩，气血损耗，卧床不起，无奈，阿明速取井水将家里的驴皮洗净下锅熬煮，心想，不管好歹，总算可以给爱妻补充点营养，屋漏又遭连夜雨，船破偏遇顶头风，一不小心，把驴皮熬过了头，皮块熬成了浓浓的皮胶，阿明十分懊恼，阿娇见状十分心疼丈夫，接过手便吃，几天之后奇迹发生了，阿娇面色红润、病体康复，这下，消息传遍村里村外，把"阿娇"叫成了"阿胶"，山东东阿阿胶自此名扬四海，被誉为补血"圣药"。阿胶始载于秦汉时期《神农本草经》，与人参、鹿茸并称"滋补三宝"。

（二十）鹿角胶（附鹿肉、鹿筋、鹿鞭）

1. 选购

1）正品辨认　呈扁方块，黄棕色或红棕色，半透明，质脆，易碎，断面光亮。气微、味微甜（鹿角胶见彩图61）。

2）伪劣品识别　伪品不具有上述形状鉴别特征。选购注意厂家、产地、包装字样内容和产品质量。可用鹿角胶与伪品作胶凝方法识别（鹿角胶伪品见彩图62）。

2. 功能

鹿角胶温肾益精，养血安胎，止血。

3. 食用方法

鹿角胶方

[原料]

鹿角胶250 g。

[制法]

①取鹿角胶打碎，加开水或黄酒适量浸泡，加温烊化，放入冰箱保存，食用时按量取。

②亦可取鹿角胶用粉碎机打成细粉，可单独服用，也可配黑芝麻粉等服用。

[功效及点评]

鹿角胶，味甘、咸，性温；归肝、肾经；主治虚劳羸瘦，头晕耳鸣，腰膝酸软，阳痿滑精，宫寒不孕，胎动不安，崩漏带下，吐血，衄血，咯血，尿血，阴疽。鹿角胶长于治疗偏虚寒的各种出血症。《医灯续焰》：治阳衰，少气困乏，力减神疲，或精冷无子，及一切虚寒阳不足之证。鹿角胶有增强性功能和补精血作用。阴虚阳亢及火热内蕴之出血、咳嗽、疮疡、疟痢者禁服。

[食用结语]

鹿角胶烊化，热开水兑服，每日早上空腹服 5~10 g。单行服用，宜于冬季温补。

鹿筋牛膝煲汤

[原料]

鹿筋 100 g，牛膝段 25 g，胡萝卜 200 g，棒子骨汤 1 000 ml，葱段、姜片、食用盐、食用油、胡椒粉适量。

[制法]

①鹿筋用温水泡 6 小时，切段；牛膝段熬汤 30 分钟，留汤去渣。

②葱段、姜片用食用油煸香后放鹿筋段稍炒，加棒子骨汤、牛膝汤、胡萝卜、胡椒粉、食用盐适量，放入高压锅内，炖熟即可。

[功效及点评]

鹿筋，味咸，性温；具有补肝肾、强筋骨之功；主治手足无力，劳损绝伤，转筋。《本经逢原》：大壮筋骨，食之令人不畏寒冷。《四川中药志》：用于肾虚手足无力，风湿关节痛，劳损绝伤，脚转筋。

牛膝，味苦、酸，性平；具有补肝肾、强筋骨、活血祛瘀、引血（火）下行、利尿通淋之功。以通血脉而利关节，性善下走，用治下半身腰膝关节酸痛，为其专长。怀牛膝总皂苷有显著的剂量依赖性抗生育作用与对妊娠有明显的抗着床作用，甚至可引起胚胎排出、死胎或阴道出血。《药性论》：治阴痿，补肾填精，逐恶血流结，助十二经脉，病人虚赢加而用之。凡中气下陷，脾虚泄泻，下元不固，梦遗滑精，月经过多及孕妇均禁服。

[食用结语]

本道药膳宜冬季食用。备孕、孕妇及脾虚泄泻者禁服。

红烧鹿筋

[原料]

鹿筋 3 根，瑶柱（干贝）5 g，香菇 50 g，冬笋 80 g，鸡汤 100 ml，葱段、姜片、食用油、冰糖、大蒜、蚝油、生抽、老抽适量。

[制法]

①鹿筋、瑶柱加温水煮开，熄火焖 1 小时，反复上述操作 3 次至变软，去掉鹿蹄、筋膜，鹿筋切成寸段，香菇洗净，冬笋水发洗净切成寸段；

②食用油烧至四成热，放葱段、姜片、大蒜下锅煸香后去葱段，再放入冰糖熬至扦丝，下鹿筋段、瑶柱、生抽、老抽至鹿筋上色，放入香菇、冬笋，加入鸡汤适量，烧开后小火焖 90 分钟。

[功效及点评]

瑶柱即干贝，为多种扇贝的闭壳肌。它具有滋阴、养血、补肾、调中之功，主治消渴，肾虚尿频，食欲不振。

冬笋富含膳食纤维，具有清热除烦、除湿、利水之功。《本草拾遗》：主不睡，去面目并舌上热黄，消渴，明目，解酒毒，除热气，健人。《食物本草》：治出汗，中风失音。

[食用结语]

本药膳集滋补品于一身，宜阳虚质人群食用或冬季补益。脾虚泄泻者忌服用。

鹿鞭松露汤

[原料]

鹿鞭50 g，黑松露50 g，鹿肉500 g，骨头汤2 000 ml，料酒、大葱段、姜片、食用盐适量。

[制法]

①取鹿鞭除去杂质、筋膜，洗净、干燥，用文火烘烤至软，趁热切成薄片备用。

②黑松露洗净切薄片，鹿肉洗净切块加料酒码20分钟备料。

③高压锅放入鹿鞭片、鹿肉块、黑松露片、骨头汤和大葱段、姜片、食用盐适量，炖熟即可。

[功效及点评]

鹿鞭，味甘、咸，性温；归肝、肾、膀胱经；具有补肾精、壮肾阳、强腰膝之功；主治肾虚劳损，腰膝痠痛，阳痿，遗精，滑精，早泄，宫寒不孕，带下清稀。《日华子本草》：补中，安五脏，壮阳气。

黑松露，又名猪拱菌、块菌，主产于法国、西班牙、意大利，我国云南亦产。黑松露含有多种人体不能自身合成的氨基酸，以及不饱和脂肪酸、维生素、矿物质元素等人体必需的营养素。其中，有能调理内分泌、助阳的雄性酮；有防止阿尔茨海默病、动脉粥样硬化及预防肿瘤的鞘脂类化合物、三萜类和微量元素硒；有增强机体免疫功能、抗衰老、抗疲劳的多肽、多糖，其保健养生价值较高。

在欧美食用已有上千年的历史，是风靡欧美的顶级美食，营养极为丰富、价额昂贵，只用在顶级宴席上，被誉为餐桌上的"黑色钻石"。

[食用结语]

鹿鞭松露汤是一道名贵膳食，壮阳补肾效果甚佳，适宜肾阳虚患者。

（二十一）鹿茸

1. 选购

1）正品辨认　有梅花鹿茸（又称花鹿茸、黄毛茸），密生红黄色或棕黄色细茸毛；马鹿茸（分东马茸和西马茸），毛色青灰至灰黑色。花鹿茸质量较好。花鹿茸片，分"血片"和"粉片"。鹿茸片，均以皮细色正、片大、网眼密集、无骨化者为佳。鹿茸老化、无茸毛，出现"苦瓜丁""苦瓜楞"，高度骨化，即为鹿角（鹿茸血片见彩图63，鹿茸粉片见彩图64）。

2）伪劣品识别　一是用鹿角片掺入冒充鹿茸片，其形状描述见上段。二是用草茸、岩茸、春茸非法定茸片以伪充真，均与花鹿茸和马鹿茸的茸毛、片色等形状特征不符。草茸取自白鹿（雄鹿），毛色类白或淡棕；岩茸取自白唇鹿（雄鹿），茸片边缘毛粗密而乱，暗灰色或麻褐色；春茸取自水鹿（又名黑鹿，雄鹿），毛粗而稀，灰白色、灰褐色或灰黄色，注意识别（鹿角片见彩图65）。

2. 功能

鹿茸壮肾阳，益精血，强筋骨，托疮毒。

3. 食用方法

鹿茸蒸蛋

[原料]

鸡蛋 1 个，鹿茸粉 0.3 g，橄榄油少许。

[制法]

①鸡蛋加水适量调散，放入鹿茸粉，滴加少许橄榄油蒸熟即可。

②于每天晨起时服用 1 个鹿茸蒸蛋，连续吃 15~20 天。

[功效及点评]

鹿茸，味甘、咸，性温；归肾、肝经；主治肾阳虚衰、神疲、畏寒、脉迟乏力；妇女冲任虚寒，带脉不固，带下过多，宫冷不孕；小儿发育不良，骨软行迟、囟门不合等。凡阴虚阳亢，血分有热，胃火盛或肺有痰热以及外感热病者均禁服。

研究显示鹿茸能抗氧化、延缓衰老；作用于神经系统，使学习记忆障碍能得到改善；作用于心血管系统，对室性心律失常有效；增强性功能，影响生殖系统，能增强雄性睾丸、前列腺贮精囊重量及睾酮含量，子宫和卵巢的重量；增强免疫功能；防治骨质疏松，促进创伤愈合。

[食用结语]

本道药膳宜冬季作早餐食用。用鹿茸宜缓缓加量，不可骤用量大而伤阴动血。老人不宜长久服用，否则易导致肥胖并引起高血压病。

鹿茸粥

[原料]

鹿茸粉 1 g，粳米 100 g，枸杞子 3 g，鹌鹑蛋 3 个，香葱末、食用盐适量。

[制法]

①粳米淘洗干净，沥干。

②锅内放入粳米，加入清水，用大火煮沸后加入鹿茸粉、枸杞子，继续用小火煎熬 30 分钟至粥浓稠时，将鹌鹑蛋调散缓缓倒入，再撒入香葱末、食用盐适量即可。

[功效及点评]

　　鹌鹑蛋补虚，健胃，主治体虚肺痨，胃脘痛，胸膜炎，失眠。《广西药用动物》：可治胃病、肺病，神经衰弱和心脏病。

[食用结语]

本道药粥内有鹿茸、鹌鹑蛋，均为血肉有情之品，有温肾助阳，益精养血的功效。

鹿茸黄精炖乌鸡

[原料]

鹿茸片 3 g，酒黄精片 20 g，乌鸡 1 只。

[制法]

①将乌鸡宰杀，去除内脏，用清水洗净后切成块，加料酒码 20 分钟。

②将乌鸡块与鹿茸片放入炖锅内，加清水适量，放入酒黄精片，大火煮沸转小火炖 90 分钟至熟即可。

[功效及点评]

黄精，味甘，性平；归脾、肺、肾经；具有养阴润肺、补脾益气、滋肾填精之功；主治阴虚劳嗽，肺燥咳嗽；脾虚乏力，食少口干，消渴；肾亏腰膝酸软，阳痿遗精，耳鸣目暗，须发早白，体虚赢瘦，风癞癣疾。黄精多糖能降血脂，降血糖，提高学习和记忆再现能力，延缓衰老。本品作用缓和，可作为久服滋补之品。中寒泄泻、痰湿痞满气滞者禁服。

[食用结语]

鹿茸黄精炖乌鸡，使冲、任、带三脉俱旺。可用于肾虚精衰、子宫虚冷所致的不孕症，阴虚火旺者不宜。

鹿茸人参银耳羹

[原料]

鹿茸粉 2 g，人参粉 3 g，水发银耳 200 g，白莲米（去芯）5 g，石斛粉 10 g，桑葚膏 1 瓶。

[制法]

①洗净银耳、白莲米，加清水适量，烧开后小火煨 90 分钟，熄火放置。

②食用时加入鹿茸粉、人参粉、石斛粉和桑葚膏适量搅匀加热。

[功效及点评]

石斛，味甘，性微寒；归胃、肺、肾经；具有生津益胃、养阴清热之功；主治热病伤阴，烦渴，阴虚胃痛，病后虚热，阴伤目暗。《日华子本草》：治虚损劳弱，壮筋骨，暖水脏，轻身益智，平胃气，逐虚邪。虚而无火者禁服。

[食用结语]

本道羹食，取性温壮元阳配以性平或微寒的抗衰老之品制成，耐老延年。阴虚阳亢及感冒、高血压、心脏病患者不宜；糖尿病患者可用桑葚加工打细或打成桑葚泥。

（二十二）龟甲胶

1. 选购

1）正品辨认 呈长方形扁块，深褐色，质硬脆，断面光亮，对光照视时呈半透明状。气微腥，味淡。选购注意厂家、产地、包装字样内容和产品质量（龟甲胶见彩图66）。

2）伪品识别 不具备正品龟甲胶的形状特征，对光照视时不呈半透明状而显混浊，包装上无厂家名称、地处，无批文、批号、生产日期，无质量合格证的三无产品（龟甲胶伪品见彩图67）。

2. 功能

滋阴，补血。

3. 食用方法

龟胶鱼肚汤

[原料]

龟甲胶12g（2小块），鱼肚（花胶）60g，枸杞子8g，金樱子肉10g，香菇10g，料酒、食用盐、姜片、大葱段、胡椒粉适量，鸡汤1 500 ml。

[制法]

①温开水浸泡鱼肚一夜至软，洗净切块，清水适量加入食用盐、姜片、大葱段烧开焯水、捞出，加料酒码20分钟。

②将鱼肚放入炖锅，加鸡汤、枸杞子、金樱子肉、香菇（洗净）和食用盐、姜片、大葱段、胡椒粉适量烧开转小火 60 分钟炖熟煲汤。

③龟甲胶打粉，加开水适量烊化。

④盛入小碗后加入龟甲胶粉约 1/4 量（即每次一小碗加 3 g），搅匀后食用。

[功效及点评]

龟甲胶，味甘、咸，性平；归肝、肾经；主治阴虚血亏，痨热骨蒸，盗汗，心悸，肾虚腰痛，脚膝痿弱等。研究表明龟甲胶具有明显增加白细胞以及提升血小板作用。《本草备要》：恶人参，《本草从新》：恶沙参。脾胃虚寒及孕妇禁用。

金樱子，味酸、涩，性平；归脾、肾、膀胱经；具有固肾、缩尿、涩肠、止带之功；主治遗精滑精，尿急尿频，白带过多，子宫下垂，崩漏，脱肛，止泻等。有实火、邪热者慎服。

[食用结语]

本道药膳为生精助孕之妙品。《本草汇言》曰：鱼胶（鱼肚），暖子脏，益精道之药也。善种子安胎，生精补肾，治妇人临产艰涩不下，及产后一切血崩溃乱，血晕风搐。

龟胶童子鸡

[原料]

龟甲胶 12 g，童子鸡 1 只，料酒、食用盐、姜片、大葱段、胡椒粉适量。

[制法]

①童子鸡宰杀后，烫洗干净、除去内脏，再用清水洗净，加料酒码 20 分钟；

②把童子鸡放入炖锅，加水适量，放入食用盐、姜片、大葱段、胡椒粉适量，烧开后用小火煨汤 90 分钟。

③鸡汤盛入小碗，加烊化或打成粉的龟甲胶 1/3 量（即每次一小碗加 4 g），与鸡汤调和食用。

[功效及点评]

童子鸡含优质蛋白、多种维生素和微量元素，脂肪含量较少。鸡肉含不饱和脂肪酸，肉质细嫩，能补中、益气、补精、填髓，用于虚劳羸瘦，病后体虚，食少纳呆，小便频数，产后乳少。

[食用结语]

本道药膳滋阴、补血、益气、填精，实属虚劳羸瘦、病后体虚康复之佳品。

龟甲胶液

[原料]

龟甲胶 252 g（1 盒 /42 小块）。

[制法]

每次服用时取 1 小块（6 g），加鲜开水溶化，或再稍加热烊化后服用。

[功效及点评]

龟甲胶滋阴，补血。《得配本草》：镇肾中之火，收孤阳之汗，安欲脱之阴，伏冲任之气。它能退孤阳，阴虚劳热，阴火上炎，肺热咳喘，消渴，烦扰，惊悸，谵妄。《本草正》谓其为狂躁之要药。

[食用结语]

龟甲胶烊化服用，每日晨起空腹服 6 g 为佳，《本草汇言》：龟胶三钱，酒溶化，每日清晨调服，治妇人淋带赤白不止。《中国动物志》：龟甲胶 30 g，加红糖适量，均 2 次早晚分服，治疗初期肝硬化。

（二十三）龟甲（附龟肉）

1. 选购

1）正品辨认　龟甲，是指乌龟的背甲和腹甲（腹甲称龟板），均具有同等的药用价值，商品有"血甲"（取龟甲直接晒干）和"烫甲"（取龟甲煮后晒干）之分，以前者为优（醋炙龟甲见彩图 68）。

2）伪品识别　龟科动物乌龟的背甲及腹甲，形体较小，外表呈棕褐色或黑褐色，背甲长 7.5~22 cm，宽 6~18 cm，腹甲长 6.4~21 cm，宽 5.5~17 cm。有时与大型的海龟外壳混淆，不可代用（龟甲伪品见彩图 69）。

2. 功能

龟甲滋阴潜阳，补肾健骨，补心安神，固经止血。

3. 食用方法

龟甲蒸鸡蛋

[原料]

醋龟甲（打粉）20 g，鸡蛋 1 个，枸杞子 5 g，亚麻油、香葱末、食用盐少许。

[制法]

①鸡蛋加温水适量，加入醋龟甲粉和食用盐少许调散，放入枸杞子，蒸 6 分钟。

②端出蒸蛋加亚麻油数滴，撒香葱末适量即可。

[功效及点评]

　　龟甲，味咸、甘，性微寒；归肝、肾、心经；能滋阴潜阳，补肾健骨，补心安神，固经止血；主治肝阳上亢，头晕目眩，阴虚火旺，骨蒸劳热，盗汗遗精，肾虚引起的腰脚痿弱、筋骨不健、小儿囟门不合，对因阴虚有血热所致的月经过多或崩漏具有止血作用。《本草备要》云：龟甲滋阴益智。

　　龟甲含18种氨基酸，骨胶原，角蛋白，甾体类化合物，以及锌、磷、铁、钾、钠、钙、镁等十多种人体所需的微量元素。它能使萎缩的甲状腺恢复生长，能有效地降低甲亢作用；使淋巴细胞转化率提高，提高细胞免疫及体液免疫功能；能增加骨密度和骨钙、镁含量；对局灶性脑缺血后神经干细胞有促进增殖作用，减轻神经损伤的症状；还具有延缓衰老作用。

[食用结语]

龟甲蒸鸡蛋滋阴潜阳，补肾健骨，宜于晨起空腹服。糖尿病患者（龟甲有升高血糖的作用）、脾胃虚寒及孕妇禁用。

金龟羊肉汤

[原料]

龟肉（1只），羊肉500 g，当归5 g，黄芪10 g，料酒、姜片、大葱、食用盐适量。

[制法]

①洗净龟肉和羊肉，加料酒码20分钟下锅焯水，捞出切成大块。

②炖锅加水适量，放入龟肉块、羊肉块及当归、黄芪、姜片、大葱、食用盐，大火烧开转小火炖90分钟，熄火。

[功效及点评]

　　龟肉，味甘、咸，性平；具有滋阴补血之功；主治劳热骨蒸，久嗽咯血，血痢，筋骨疼痛，老人尿频尿急等。《医林纂要》：治骨蒸劳热，阴虚血热之症。《四川中药志》：治女子干病，老人尿多及流血不止。《名医别录》：肉作羹臛，大补。

[食用结语]

　　金龟羊肉汤暖肾，补血，加入当归、黄芪大补气血，宜冬季食用。痛风患者及高尿酸血症患者禁服羊肉汤，以免加重病情。

4. 本草记载及趣闻

　　提起长寿的动物，会自然而然想到乌龟，那么它能保持长寿的秘诀是什么呢？或许我们也能从其中得到某些启示。

　　原来，乌龟早在2.5亿年前就生活在地球上，早于恐龙等大型爬行动物诞生，是"福"和"寿"的象征。影响其寿命的有内外两种因素：①乌龟体内的DNA末端的"端粒"会随着细胞分裂的次数逐渐缩短，直到细胞老化、死亡，细胞这种分裂周期是一定的，被称作"生命时钟"，人的胚胎细胞能分裂到50代，乌龟的"长寿基因"胚胎细胞分裂却能达到110代；②乌龟不急不躁，无猛兽的狂奔和凶残，代谢缓慢，甚至一年有10个月睡眠、不吃不喝，练得后天难得的优势，即耐力、耐性、长寿。

（二十四）海马

1. 选购

　　1）正品辨认　海马为多基源品种，有线纹海马、刺海马、大海马、三斑海马、小海马，均具有同等效用。目前已有人工养殖的海马。海马的外形特征可归纳为："马头、蛇尾、瓦楞身"，均以体大坚实、头尾齐全无损者为佳（海马见彩图 70）。

2）伪品识别 人为掺入重金粉增重，可见海马有破损或重金粉，不能用（海马掺重金粉见彩图 71）。

2. 功能

补肾壮阳，散结消肿。

3. 食用方法

龙马人参酒

[原料]

海马（中条）18 条，海龙（中条）18 条，生晒参（或鲜人参）3 支，西洋参片 30 g，肉苁蓉（片）100 g，桑葚 200 g，枸杞 300 g，五味子（蒸）50 g，盐覆盆子 50 g，盐菟丝子（打碎，纯棉纱布袋包好）50 g，车前子（打碎，纯棉纱布袋包好）30 g，高粱酒（52 度）2 000 ml。

[制法]

①取上述原料（人参扎孔或纵剖成两半），一并装入磨口玻璃瓶。

②取高粱酒倒入，全部淹没酒料，浸泡 10 天后便可饮用，适量时加酒，不可饮尽再加。

[功效及点评]

海马，味甘、咸，性温；归肝、肾经；具有补肾壮阳、散结消肿之功；主治肾虚阳痿，宫冷不孕，遗尿，虚喘，癥瘕积聚等。阴虚内热和外感胃弱的人忌用。

药理学研究表明，海马具有性激素样作用，能缓解疲劳，延缓衰老，抗血栓，抗肿瘤。

覆盆子，味甘、酸，性微温；归肝、肾经；具有补肝益肾、固精缩尿、明目之功；主治阳痿早泄，遗精滑精，宫冷不孕，带下清稀，尿频遗溺，目视昏暗，须发早白。盐覆盆子固精、缩尿作用较强。阴虚火旺及小便短赤者禁服。

车前子，味甘、淡，性微寒；归肺、肝、肾、膀胱经；具有清热、利尿、明目、祛痰之功。盐车前子偏于补肝肾，明目。《本草新编》：车前子，近人称其力能种子，则误极矣。夫五子衍宗丸用车前子者，因枸杞、覆盆过于动阳，菟丝、五味子过于涩精，故用车前以小利之，用通于闭之中，用泻于补之内，入房始可生子，非车前子能种子也。阳气下陷、肾虚遗精者禁服。

[食用结语]

龙马人参酒，是加味五子衍宗汤的调配药酒，用于肾虚精亏所致的阳痿不育、遗精早泄、房事淡薄，但在饮用调治中须节制房事。西洋参与人参，海马与海龙具有"相须"的配伍关系，以增进其疗效。每天一次，每次饮用适量。儿童、孕妇、阴虚内热、外感及心血管系统疾病、肾病、肝病、糖尿病患者禁用。

海马童子鸡

[原料]

海马（打粉）8 g，海龙（打粉）8 g，童子鸡1只，虾仁50 g，枸杞子8 g，料酒、姜片、大葱、蚝油、鲍鱼汁、胡椒粉、食用盐适量。

[制法]

①童子鸡宰杀、去毛、剖腹洗净后，用料酒码20分钟，挂起滴干。

②取海马粉、海龙粉、蚝油、鲍鱼汁、胡椒粉、食用盐适量调和，均匀涂抹在童子鸡的内外，再填入大葱、姜片后缝合，放入蒸锅，摆放好虾仁、枸杞子，隔水蒸90分钟熄火，焖10分钟出笼。

[功效及点评]

　　海龙性味归经及功能主治与海马有诸多相同之处，具有性激素样作用，为壮阳药，有兴奋作用，能催进性欲，也用于老人及衰弱者之精神衰惫。

[食用结语]

海马童子鸡为补肾壮阳之品，夏季不宜食用，海龙含有兴奋子宫的有效成分，易被加热破坏。

4. 本草记载及趣闻

　　海马是动物界性别角色逆转的代表，怀孕、产子是雄性而不是雌性。雌、雄海马，自行选择体格大小交配，尾部交织缠绵大约 8 小时，雌性通过产卵器把卵子放入雄性的育儿囊内受精，历经几周时间，受精卵将要孵化，其育儿囊变大鼓突快要裂口，随即雄海马用卷曲的尾部勾住海草，身体快速地前弯后仰，让小海马喷射般地从育儿囊开口产出。

　　每当雄海马孵育受精卵时，雌海马又在为它准备第二批卵子了，雄海马早上刚产小海马，晚上就会再次怀孕，或许，这是繁衍后代省时、量大的进化现象吧。海马头上尾下垂直地游动，速度很慢，它是鱼类，但体态、游泳却不像鱼，海马另类的快速繁殖和生活特性十分耐人寻味。

（二十五）玫瑰花与月季花

1. 选购

　　1）正品辨认　玫瑰花和月季花均为初开的花或花蕾，色鲜艳、香气足。但两者为同属的两个种，须注意识别。玫瑰花，花瓣通常为玫瑰红色、紫红色；花托（位于花瓣与花梗之间）呈钟状、半球形；萼片披针形而细长；气芳香浓郁、味微苦涩（玫瑰花见彩图 72）。

月季花，花色多样，常见红色或粉色；花托为长圆形；萼片较玫瑰花短；气清香、味淡、微苦（月季花见彩图 73）。

2）劣品识别　散朵，变色，气弱或有霉气。

2. 功能

玫瑰花理气解郁，和血调经。月季花和血调经，解毒消肿。

3. 食用方法

玫瑰佛手花茶

[原料]

玫瑰花 10 g，佛手花 5 g。

[制法]

上述茶料用温开水淹没浸润 1 分钟，斟满开水当茶饮。

[功效及点评]

玫瑰花，味甘，微苦，性温；归肝、脾经；主治肝气郁结，月经不调，乳房作胀，跌打损伤以及脾胃气滞所致的脘腹胀满、胃痛纳呆、嗳气呕恶、咳嗽痰多等。《食物本草》：主利肺脾，益肝胆，辟邪恶之气，食之芳香甘美，令人神爽。《本草用法研究》：平肝理气，开郁和胃。阴虚有火者勿用。

玫瑰花能抗氧化，清除自由基，美容养颜；还能抗病毒，对艾滋病病毒、T淋巴细胞病毒均有一定作用；能改善心肌缺血。

佛手花，微苦，性微温；具有疏肝理气和胃之功；主治肝胃气痛，食欲不振。《四川中药志》：醒脾开胃，快膈止呕。

[食用结语]

女子以"肝"为先天,女性易焦虑、抑郁而致气机不畅。此道玫瑰佛手花茶甜香扑鼻、滋味甘美,性质温和,可疏肝解郁,调畅气机。

玫瑰斗雪红茶

[原料]

玫瑰花 5 g,月季花 5 g。

[制法]

上述茶料用温开水淹没浸润 1 分钟,斟满开水当茶饮。

[功效及点评]

月季花,味甘、微苦,性温;归肝经。《本草纲目》又称斗雪红,主治月经不调,痛经、闭经,跌打损伤。《本草用法研究》:调经养血。药理学研究表明月季花能抗真菌、抗氧化。

[食用结语]

玫瑰斗雪红茶治女性月经不调、痛经较宜。亦可加适量红糖,清水煎服。孕妇忌服,血虚血热之月经病不宜,脾胃虚弱者慎用,久服可能引起便溏。

4. 本草记载及趣闻

"赠人玫瑰,手有余香"。善待他人就是善待自己,能共同分享助人和被助的幸福,这与玫瑰花具有解肝气郁结,除阴虚之火秉性一样。红玫瑰是男人向他心中的恋人表达爱情的礼品,情人节这天尤为火爆。

月季花和玫瑰花同属姊妹,亦能治疗女子月经不调,月月"见红",故又名"月月红""斗雪红"。

（二十六）红花与西红花

1. 选购

1）正品辨认　红花，为不带子房（即授粉后能结果实的膨大部分）的筒状花，红黄色或红色，花冠筒细长，先端 5 裂，质柔软，气微香，味微苦。以质柔软、红黄色或红色，质干，无杂，无非药用部分为佳。

西红花，完整柱头（指花柱顶部授粉部分）呈线形，三分枝，长约 3 cm，暗红色，上部较宽大，向下渐细呈尾状，置于放大镜下观察，可见其顶端边缘呈不整齐细齿状，内方有一短裂缝（掺杂的其他花丝花瓣则无此特征），质轻，有特异清香气，味微苦。以柱头身长，暗红色，气味正，质干，无杂为佳（西红花见彩图 74）。

2）伪品识别　市面上的红花常混入色素、沙粒或其他杂质，而西红花常混入花丝和花冠狭条，有的经染色掺伪，且均不具备上述性状特征（红花掺伪染色见彩图 75，西红花掺伪见彩图 76）。

2. 功能

红花活血通经，祛瘀止痛。西红花活血祛瘀，散郁开结。

3. 食用方法

红花茺蔚饮

[原料]

红花 2 g，茺蔚子（清炒打碎，无纺布包）8 g。

[制法]

上二味按量放入茶杯内，用温开水淹没浸润 1 分钟，斟满开水当茶饮。

[功效及点评]

红花，味辛，性温；归心、肝经；具有活血通经、祛瘀止痛之功；主治血瘀经闭、痛经、产后瘀阻腹痛等。《本草汇言》：活男子血脉，行妇人经水。孕妇、月经过多者禁服。

研究表明红花能缩小急性心肌缺血范围、减慢心率，并保护急性心肌梗死的"边缘区"而缩小梗死范围；能提高缺氧耐受能力；抗凝血、抗炎、抗氧化；降血脂。

茺蔚子为益母草的果实，味甘，性微寒；具有活血调经、清肝明目之功；主治妇女血脉阻滞之月经不调、经行不畅、小腹胀痛、经闭、产后瘀阻腹痛，微有降压作用。《本草纲目》：治风解热，顺气活血，养肝益心，安魂定魄，调女人经脉，崩中带下，产后胎前诸疾。茺蔚子总碱和水苏碱能兴奋子宫，使其张力和收缩力增加，频率加快。孕妇、月经过多及瞳孔散大者禁服。

[食用结语]

红花茺蔚饮，两药合用，善治血瘀诸症，心血管疾病患者及月经不调者可适量服用。

西红花饮

[原料]

西红花 2 g。

[制法]

西红花放入茶杯内，先用少许开水浸泡，片刻后即斟满开水当茶饮。

[功效及点评]

西红花为珍稀中药材，具有活血化瘀、解郁安神之功。《饮膳正要》：主心忧郁积，气闷不散。久服令人心喜。药理学研究表明，西红花能抗凝、降血脂、兴奋子宫、改善学习和记忆障碍。

[食用结语]

西红花饮善治经血多有暗黑色血块、闭经、甚至代谢紊乱，月经过多者及孕妇忌用。

4. 本草记载及趣闻

西红花（又名番红花），在伊朗被奉为国宝，是选作国礼馈赠的高贵品，广泛称作"红色的金子"。因仅取花的柱头为药用，价格昂贵，曾为皇室专供品。以前我国从伊朗、西班牙、法国进口，现有引种栽培。

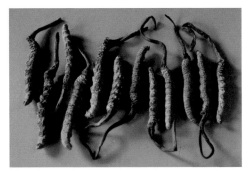

彩图 1　冬虫夏草正品

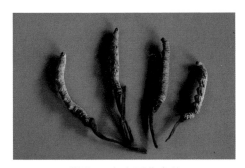

彩图 2　冬虫夏草劣品

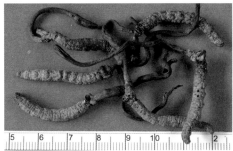

彩图 3　亚香棒虫草（冬虫夏草伪品）

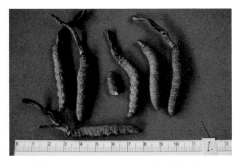

彩图 4　古尼虫草（冬虫夏草伪品）

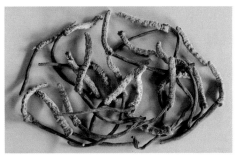

彩图 5　蛹虫草（冬虫夏草伪品）

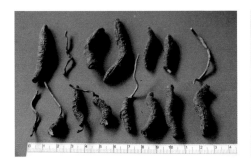

彩图 6　凉山虫草

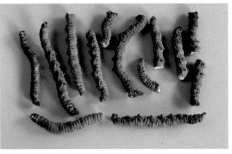

彩图 7　凉山雷波虫草

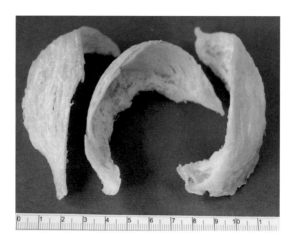

彩图 8　白燕

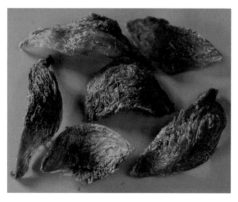

彩图 9　血燕（泰国产）

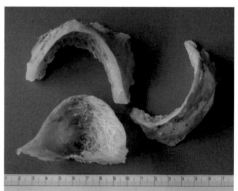

彩图 10　毛燕

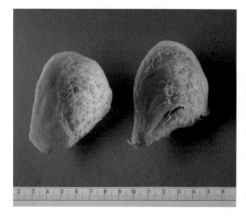

彩图 11　洞燕

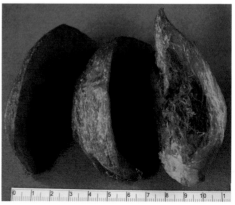

彩图 12　血燕伪品

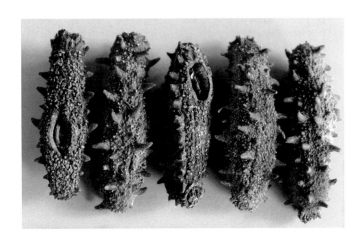

彩图 13　海参淡干

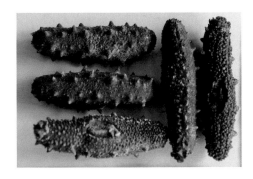

彩图 14　海参糖干

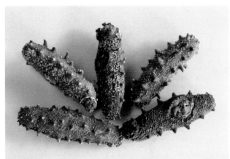

彩图 15　海参盐干

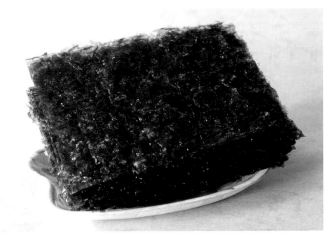

彩图 16　海苔

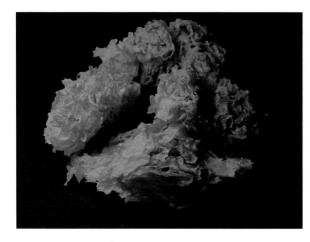

彩图 17　银耳（通江产）

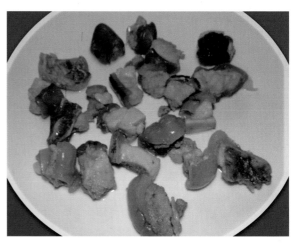

彩图 18　鳄鱼肉

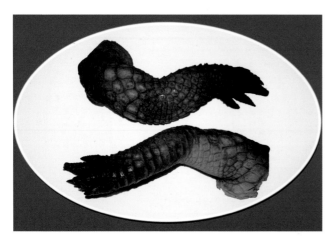

彩图 19　鳄鱼掌

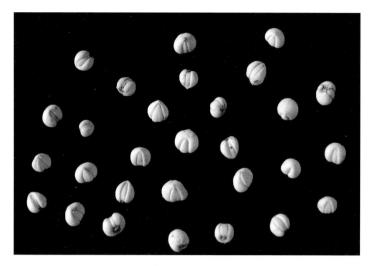

彩图 20　松贝

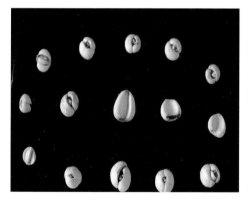

彩图 21　青贝

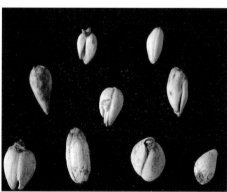

彩图 22　炉贝

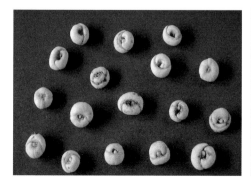

彩图 23　平贝母（川贝母混淆品）

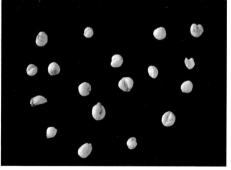

彩图 24　川贝母伪品

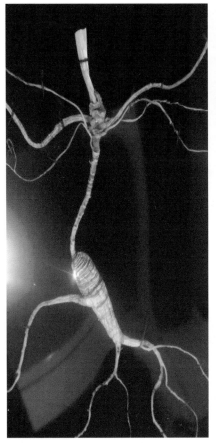

彩图 25　野山参（长白山生长多年）

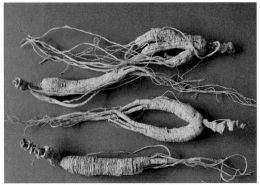

彩图 26　林下参

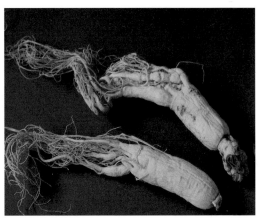

彩图 27　园参

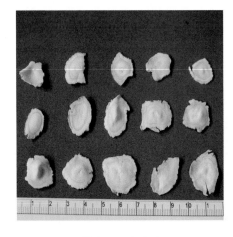

彩图 28　人参片

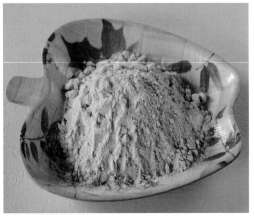

彩图 29　高丽参粉

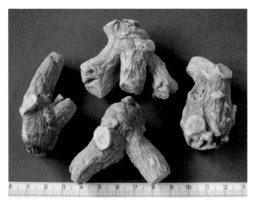

彩图 30　西洋参（短支，立头，加拿大进口）

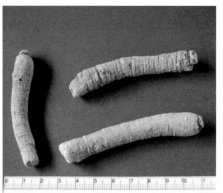

彩图 31　西洋参（进口，长支）

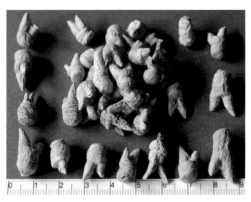

彩图 32　西洋参（进口，压力珍珠参）

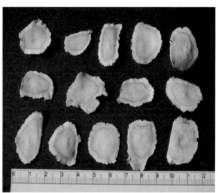

彩图 33　西洋参片（进口）

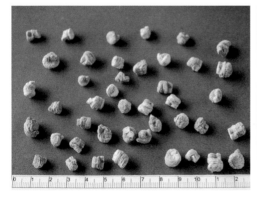

彩图 34　西洋参伪品

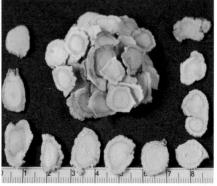

彩图 35　西洋参片伪品

7

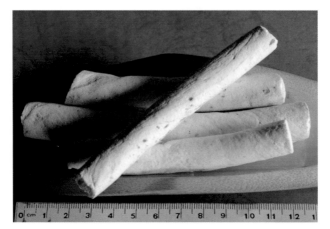

彩图 36 光山药

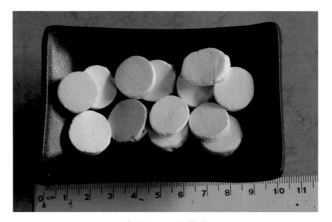

彩图 37 山药片

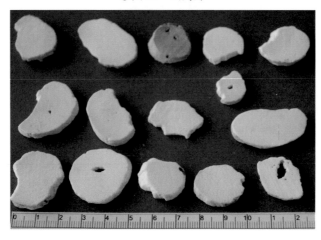

彩图 38 山药片伪品

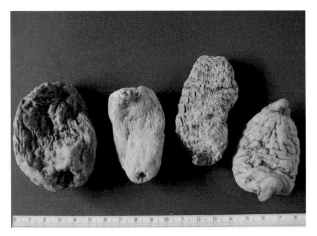

彩图 39　野生天麻

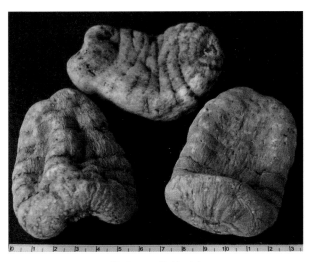

彩图 40　花粉天麻

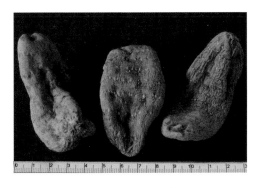

彩图 41　家种天麻

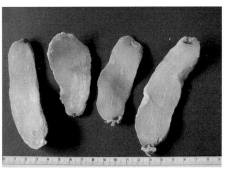

彩图 42　天麻片

9

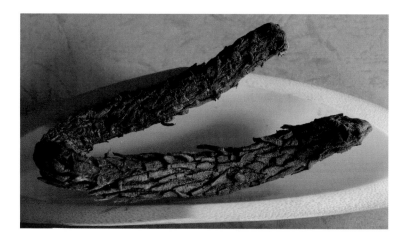

彩图 43　肉苁蓉

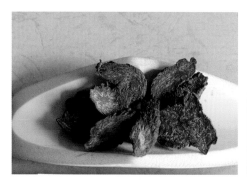

彩图 44　肉苁蓉片

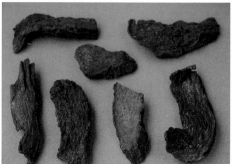

彩图 45　肉苁蓉片伪品

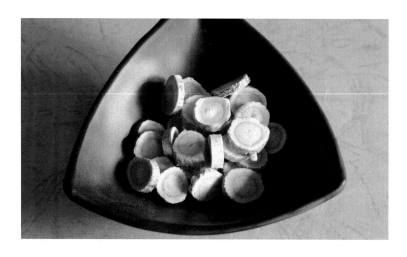

彩图 46　黄芪片

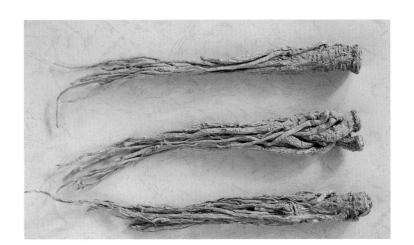

彩图 47　当归

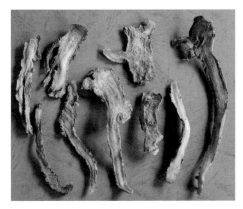

彩图 48　当归片

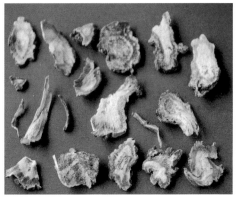

彩图 49　当归片伪品

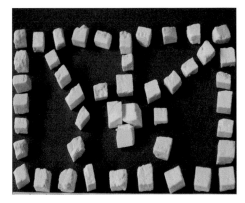

彩图 50　茯苓丁

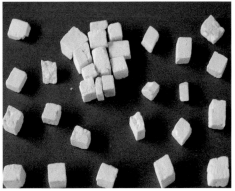

彩图 51　茯苓丁机制伪品

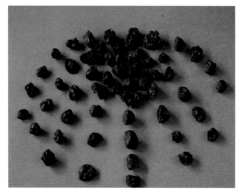

彩图 52　北五味子

彩图 53　南五味子

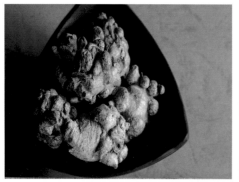

彩图 54　三七

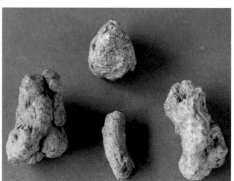

彩图 55　三七伪品

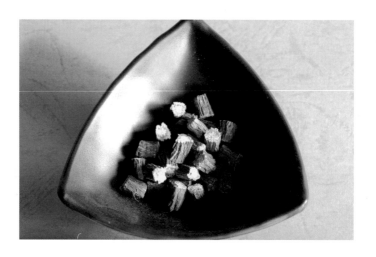

彩图 56　丹参

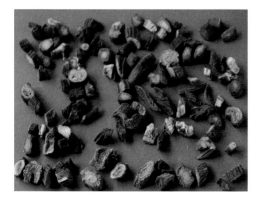

彩图 57　丹参掺伪

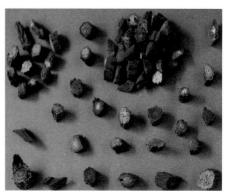

彩图 58　丹参伪品染色

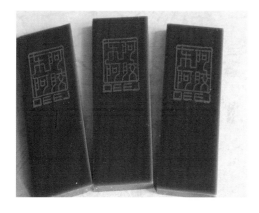

彩图 59　阿胶

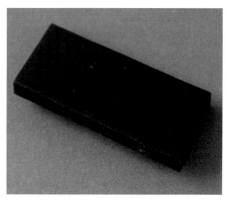

彩图 60　阿胶伪品

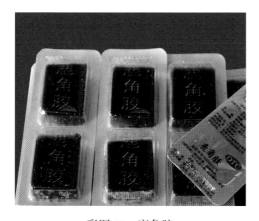

彩图 61　鹿角胶

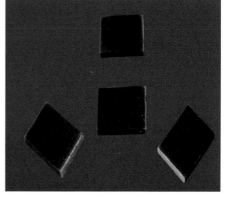

彩图 62　鹿角胶伪品

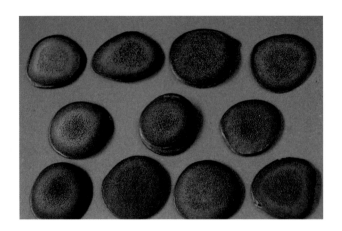

彩图 63　鹿茸血片

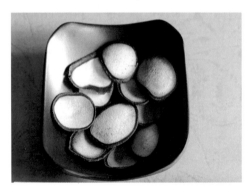

彩图 64　鹿茸粉片

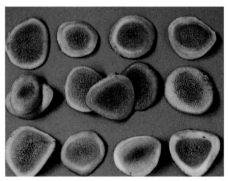

彩图 65　鹿角片

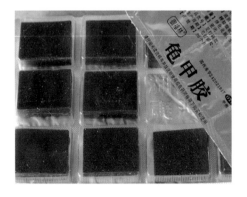

彩图 66　龟甲胶

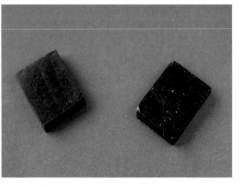

彩图 67　龟甲胶伪品

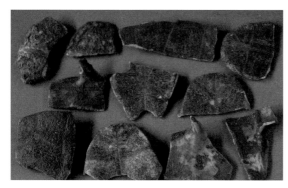

彩图 68　醋炙龟甲

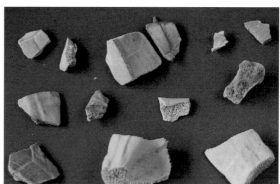

彩图 69　龟甲伪品

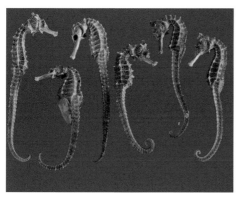

彩图 70　海马

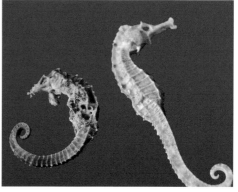

彩图 71　海马掺重金粉

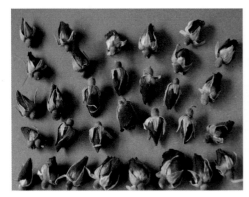

彩图 72　玫瑰花

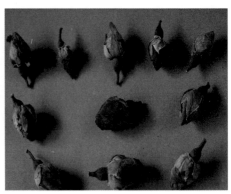

彩图 73　月季花

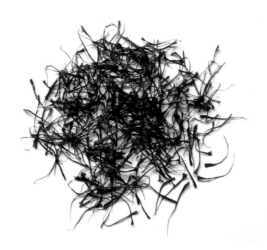

彩图 74　西红花

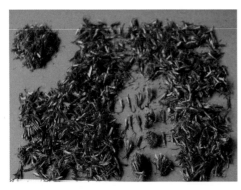

彩图 75　红花掺伪染色

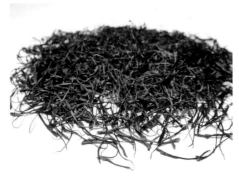

彩图 76　西红花掺伪